横田 泉
Yokota Mitsuru

精神医療のゆらぎとひらめき

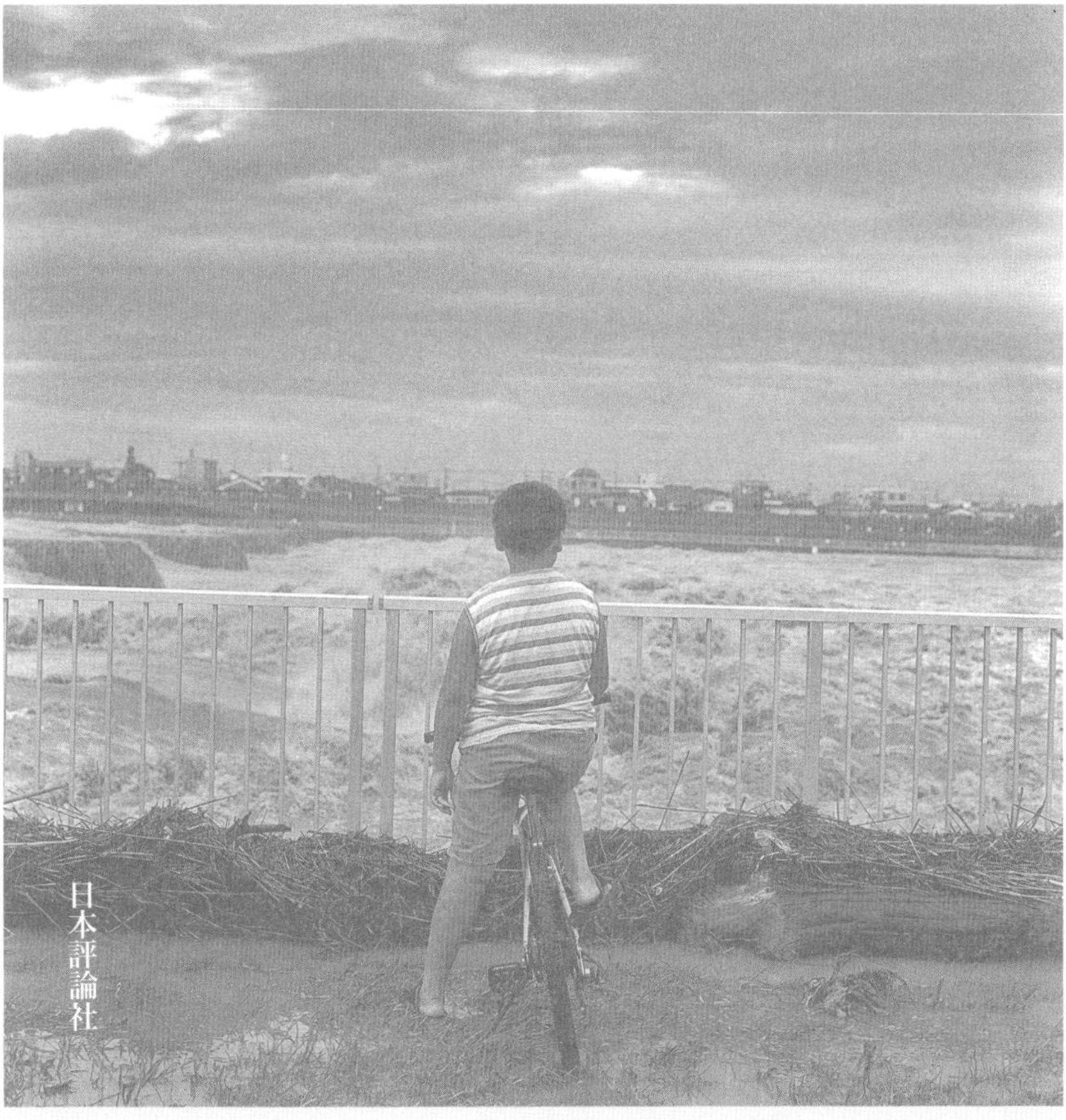

日本評論社

刊行に寄せて——ぼくらの最前線の記録

木村友祐

横田泉さんとの出会いは、ぼくが『月刊保団連』という雑誌に書いた野宿者をめぐる論考に、横田さんが応答してくださったことがきっかけだった。本書にも収録されている〈「野宿者という『境界』を越えて」に寄せて〉を送っていただいたのである。

ふだん、自分が書いたものについて読者からじかに反応を得ることの少ないぼくは、恐縮し、やや緊張した。精神科の専門の医師が、小説をフィールドにするぼくの文章を一体どのように読み、どこに共鳴してくださったのだろうと。

読ませていただき、驚いた。今の時代に対して横田さんが抱いている問題意識と、ぼくのそれとが違和感なく重なっていた。むしろ、十九人もの知的障がい者が殺された相模原事件や、「国家の負担を減らす」という理由でナチスが障がい者を殺害した事件の考察を通して、具体的により深く掘り下げていたことに感銘を受けた。

その後、メールでやりとりを交わすようになり、ぼくが大きな影響を受けている作家の石牟礼道子の作品についても論じていることがわかり、一層、小説書きと精神科医のつながりという不思議を感慨深く思ったのである。

横田さんとは一度だけお会いしたことがある。雑誌『統合失調症のひろば』の編集会議のために横田さんが東京に来られたときだ。会議のあとの食事会でご一緒したのだが、お書きになるものと変わらない温かな人柄で、偉ぶるということがまったくなくて、ぼくはますます敬意と親しみを抱いた。ああ、この人は信頼できる、という思いをつよくした。

その横田さんの思考の軌跡をまとめた本書は、統合失調症の医療者向けに書かれたものだ。それについて、門外漢のぼくがこうして言葉を寄せるなんて、よく考えたら奇妙なことである。けれど、本書は、統合失調症についてくわしい知識のないぼくが読んでも、大きな納得と示唆が得られるものだった。

自分が身じろぎした途端に世界は崩壊してしまうという恐怖からまばたきすらできなくなる、つまり全世界に対する責任をたったひとりで引き受けてしまう患者さんたちがいる。そうした〝絶対的孤独〟を抱えた彼らとどのように向き合うかを語る横田さんは、徹頭徹尾、患者さんの側に立って世界の見え方をとらえ直す。

たとえば、患者さんが入浴を頑なに拒む理由を様々な角度から考察し、現代のぼくらが抱えた体臭への忌避反応は、戦争における衛生への取り組みに起源をもち、その後の教育とともに、石鹸を売り込むために流された宣伝によって広まった結果の「刷り込み」であることを指摘する。それによって、ぼくらが当たり前だと思っていることはほんとうに当たり前なのかを根底から問い直し、患者さんに対する根強い偏見をほぐしていく。

医師と患者という上下関係で接するのではなく、患者さんと〝人として〟対等に接すること。患者さんを何か間違ったもののように見ないこと。人格のある人間として本人の意志を尊重し、心からの敬意をもって向き合うこと。

横田さんの一貫したその姿勢は、患者を拘束する権力を与えられた自分たちだからこそ、その行使に極力慎重であるべきだとくり返し述べるところにも表れている。「権力のあるところ、上下関係のあるところすべてに、暴力が生じる可能性があります」と横田さんは書く。「加害性に気付く感性」が重要だとも。

おそらく横田さんは、自分たちが患者さんの病を「治す」のだとは思っていない。「回復を促進させる」手助けをしているのだと、一歩引いて考えている。パワーとスピードで病を屈服させるのではなく、患者自身が持っている力を信じるという姿勢である。リストカットをくり返す行為に本人なりに自己を治癒しようとしている努力があることを見つめ、いわゆる〝問題行動〟とされるもののなかに、患者さんが発するメッセージが読み取れることを伝える。そして、自責や後悔などのために様々な症状に見舞われてしまう患者さんに「強い、人間的な思い」を見て、圧倒される思いで、向き合う自分はどのように人として振る舞えばいいのかと自問する。……なんと〝人間的な〟医師だろうか。

ぼくがとりわけ心を打たれたのは、二十年前に出会った患者さんがお昼に作ってくれた野菜炒めを、泣きそうになりながら食べたというエピソードだ。二十年もの時間のなかで、ゆっくりゆっくり回復していくその人の歩みを、横田さんはしっかりと肯定して受けとめている。遅いとか、完治していないなどという評価の物差しで見ていない。場合によっては一生ものになるかもしれない、人と人のかかわりとしてとらえているようだ。統合失調症医療の現場では、機械を修理するように早期に完治させて家に帰すのが解答のすべてではないことに気づかせられる。

そこでふと思うのは、統合失調症を発症させる引き金には、人同士のかかわりが断片化し、つねにだれかに評価され、適応のスピードも高速化を要請される社会そのものが大きな要因のひとつとしてあるのではないかということだ。そのような社会に傷を受けた者と向き合うには、じっくりゆっくりこそが大切なのだと横田さんは腹をくくっているように思える。

自分も相手も、（生身の生きものとしての）人間であることから一歩も離れまいとする、血の通う温かさ。それはどこまでも温厚な印象を与えるけれど、「病院の利益と患者さんの利益がどうしても一致しない時は、迷わず患者さんを優先します」と言い切るほどのつよい信念がなければ、なかなかできるものではないはずだ。

そうした信念があるからこそ、患者への理解もなく病院側の理屈で禁煙を推し進める流れに警鐘を鳴らし、立場的に偉いだろう日本精神科病院協会の会長が、患者の暴力に専門的に対応する職種の創設を検討していると書いたことにも正面から疑義を表明する。さらに、薬剤が効かない症例を「治療抵抗性統合失調症」と名づけ、より強力な薬剤、あるいは電気痙攣療法へと進もうとする〝思想〟の台頭にも、きっぱりと抵抗の意志を表明するのである。たとえ、多勢に無勢であっても。

横田さんはくり返し注意をうながす。歴史的に「収容所」としてはじまった精神科病院は、そこで働く者が自らの「権力性」と「暴力性」をつねに警戒し、検証していなければ、容易に患者本人を置き去りにした「収容所」に変質してしまうと。その危うい揺らぎのうえに立っているという自覚があるから、越えてはいけない一線を無自覚に越えようとするものには毅然と立ち向かうのだ。

その一線とは、ぼくの言葉でいえば、こうなる。――患者を尊厳ある「人」としてみるか、管理すべき「モノ」（あるいは動物）としてみるか。効率化と無理解のために患者をモノとして扱うことには断固として抵抗する。そこに、おそらく横田さんがゆずることのできない戦場がある。

横田さんが死守しようとするその考えに、ぼくは心から共鳴する。というのも、だれかをモノとして見てしまうことで一挙にモラルが崩壊するのは、医療の現場だけではないからだ。本書でも詳述されているように、モラルが崩壊したその先は、相模原事件やナチスの蛮行のように、人のいのちを役に立つか・立たないかで選別する思想に結びつく。精神科病院を「収容所」ではなく「治療の場」として成り立たせるための不断の努力の必要性は、この社会で「人権の尊重」「いのちの大切さ」という考え方を保持するためには不断の努力が必要であることと、そのまま通底しているのである。

なぜなら、ちょっと目を離せば力のある者が力のない者を管理・搾取・使役しようとするこの世界では、「人権の尊重」も「いのちの大切さ」も、放っておけばすぐに霧散してしまうものだからだ。心に余裕をなくしてひとたびモラルのタガが外れれば、だれかを差別して優位に立ちたい、力によってだれかを支配したいというぼくらの陰の本性が溢れでる。その本性が真っ先に襲いかかるのは、〝当たり前〟から外れて見える、抵抗できない人々だ。ここで要注意なのは、人々のなかに潜むその陰の本性を、力のある者は巧妙に利用しようとすることである。力のある者がまたぞろ幅をきかせ、その力に引き寄せられた人々がその善し悪しも問わずに追随する今の社会は、世界的な流れとしても、かなりの危うさを抱えた瀬戸際にあると言っていいだろう。

〝当たり前〟から外れて見える人々に対し、あなたはどんな視線を送っているか。その視線の質によって、この社会がいのちをどう扱うかがきまるとすれば、横田さんが本書で問いかけることにだれもが無縁ではいられない。つまり、だれもが当事者なのだ。

「自分の知らない他者の領域を認め、尊重し、向き合おうとすること。このことによって権力と暴力のない対等な人間関係が開かれます」と横田さんは書く。これは人間同士のかかわりにおいていちばん重要な部分を表した言葉でもあるけれど、横田さんはそれを今も医療の現場で実践している。精神科病院という矛盾のど真ん中で。理想と現実のギリギリの狭間で。

その葛藤のなかから生まれた本書によって、ぼくはあらためて教えてもらったのだった。たとえどんなに困難であっても、決して手放してはならないものがあるということを。そして、ぼくらの最前線はどこにあるかということを。

（小説家）

精神医療のゆらぎとひらめき・目次

第1部　統合失調症と暮らし

統合失調症の人はなぜ入浴が苦手なのか
——統合失調症と衣・食・住

（2013年）

はじめに

統合失調症の人には風呂が苦手な人が多い。このことは統合失調症の治療、看護を経験したことがある人なら誰でも知っている事実である。長年のひきこもりに家族や周囲が音を上げて、私たちのところに往診の依頼をしてくる場合がある。そういう人の中には、部屋から出てこないだけではなく、入浴せず、散髪もせず、着替えもしていないという状況の人がかなりの比率でいる。「あまりの衛生状態の悪さ」が入院治療の理由となる人さえいる。入院患者さんの中にも風呂嫌いの人が多い。そのため慢性期病棟の「入浴介助の日」はスタッフにとって重労働の日となる。定期的に通院しそれなりの生活を送っている統合失調症の人の中にも、風呂と着替えが苦手な人がいる。毎回同じ服装で診察に訪れる人や、独特の体臭を漂わせて診察室に入ってくる人がいる。

通常、風呂嫌いというと無精な人が連想されるが、統合失調症の風呂嫌いは無精が理由ではない。私のように無精なだけで入浴をしない人は、しつこく促されるとしぶしぶであれ入浴する。しかし統合失調症の人は勧めても入浴しないだけでなく、かたくなに入浴に抵抗する。その抵抗の強さは、時には促す人への暴力にも至るほどである。このような強い拒否の態度をみるにつけ、統合失調症の患者さんにとって、入浴は私たちが想像する以上に恐怖や苦痛をともなう行為であると考えるようになった。

ではなぜ統合失調症の患者さんは入浴に恐怖や苦痛がともなうのか。残念ながら今まで「なるほど」と納得のいく理由を直接教えてもらえたことがない。おそらく言葉で説明することが難しい類の体験なのであろう。統合失調症の病理は、精神・身体だけではなく、その生活全般に現れる。私は以前その一端を主に食行動の視点から考察した[1]。ここでは、主に入浴に関する面から統合失調症の病理とその現れを検討し、望ましい援助の在り方について考えてみたい。

衣食住に現れる統合失調症の病理

詳細は以前の論考[1]を参照していただきたいが、統合失調症では、私たちが普段当たり前のこととして行っている行為が困難になる。食べ物や飲み物を取り込むこと、服を着ていること、さまざまな物品に取り囲まれて過ごすこと……、私たちが自明のこととして問題にすることがない行動が、統合失調症のさなかでは大きな困難として立ち現われてくる。統合失調症の代表的な症状の一つに被害妄想がある。被害妄想というと、「誰かが自分の行動を監視している」「やくざの組織が自分を付け狙っている」「会社の上司たちがグルになって自分を陥れようと画策している」などと「人」が対象であるものを想定することが多い。しかし、重度の統合失調症では「モノ」＝「その人を取り巻くすべての環境」を対象とした被害妄想がおこる。口に入れようとした食べ物が突然グロテスクなものに変容する、着ている服がとげとげしく苦痛なものに変わる、家具や食器などの物品が不気味で恐ろしいものに変容する、自分を取り巻くあらゆるものが不気味な相貌を帯びて迫ってくるなどのことが起こる。患者さんたちは、それらの恐ろしい物を遠ざけようとして、吐き出す・投げる・捨てる・攻撃するなどの態度をとっていると考えられる。これが一見奇異な行動にみえる。しかし「モノに対する被害妄想」の結果自分に害を与えてくる対象を遠ざけたり攻撃したりしている態度と考えれば、これらの行為はさほど奇異ではないことが理解できるであろう。統合失調症の人が入浴を苦手とするという問題も、彼らの病理から考えればある程度理解できるのではないだろうか。そのことを考察する前に、風呂に入るとは何をすることなのかということを、統合失調症患者さんの抱える困難さに焦点をあてて検討してみよう。

入浴のプロセスと難関

簡単にみえて入浴には様々なプロセスがある。時系列で挙げてみよう。

服を脱ぎ裸になる
湯を浴びる
湯につかる（沖縄では省略されることが多い）
頭を洗う
体を洗う（私は省略することが多い）
濡れた体を拭く
（たいていは）新しい衣服を着る

これらのプロセスのどこか一つに強い困難があると、入浴ができなくなる。たとえば、強迫性障害の人は、ひとたび入浴すると体を洗う行為を繰り返ししないと気が済まない。そのため入浴が何時間にも及ぶ大仕事になり、入浴を躊躇してしまうようになる。つまり「頭を洗う」「体を洗う」というプロセスに困難がある。

一五世紀から一八世紀ごろまでのヨーロッパでは、肌を水にさらすことで皮膚にある小さな穴が開き、そこから「悪い気」が入るため感染性の病気になると信じられていた。当時の医学界を支配していた権威たちはもっともらしくこの説を唱え、人々も従った。ペストの流行と相まってこの考えが広くいきわたり、ヨーロッパでは入浴を恐怖する時代が長く続いたのである。(2)この例では「湯を浴びる」「湯につかる」というプロセスに困難があるといえる。

きわめて緊張の高い人は、湯に入ってくつろぐことを不快に感じるようだ。多くの人にとって快適さを与える「湯の中で体をほぐす」ということが、逆に苦痛である人がいる。この人たちは、「湯に入る」プロセスが困難なのである。

このように、一口に入浴困難といっても様々な段階での差し支えがあり、それぞれ異なる理由で入浴が困難となっているのである。それでは統合失調症の人にとっては、どのプロセスが難関となっているのであろうか。

統合失調症の入浴困難　その①妄想型に多いタイプ

一口に風呂が苦手と言っても細かく見れば一人ひとり事情は違うのであって、それぞれの人がどういう理由でどのプロセスを苦手としているのかを理解しないといけない。無論、すべての統合失調症の人が入浴を苦手とするわけではないことも押さえておかないといけない。これを前提として、統合失調症で比較的多いと思われる二つのタイプを挙げておきたい。

第一は妄想型に多いタイプで、浴室に行くこと、裸になること（服を脱ぐこと）が困難な人たちである。統合失調症の被害妄想では、自分の思考や行動が筒抜けとなる。追跡・尾行・監視・盗聴が日常的に起こり、あちこちで自分の事が噂され、ついにはテレビ・ラジオでも自分のことが取り上げられる。とりわけ、秘密にしておきたい私生活や内面が、探られ、広められてしまう。このような状況で、平然と入浴できる人はむしろ少ないだろう。盗聴・盗撮されてもっとも差し支えるのは風呂とトイレである。狙われやすい場所なのだ。とりわけ風呂は、裸かそれに近い姿にならないと入れないし、時間もトイレよりは長くかかる。家の中でも最も危険な場所と言ってよい。男性の場合は、女性に比べると覗かれる不安は少ないかもしれないが、裸になることは無防備になることであるから、入浴が危険を伴うことであることに変わりはない。

トイレと風呂に入ろうとすると、道を通り過ぎる車のクラクションがわざとらしく鳴らされるという体験のために、長期間入浴が困難になっていた男性がいた。彼は排泄も困難になっていたが、さすがに排泄をしないわけにはいかずトイレが恐怖の場所になっていた。母親から、風呂に入りたがらないので困るという相談のほか、「いつもトイレを尿で汚し、掃除が大変で困ります。きれいに使ってというと機嫌が悪くなるのです」という相談を受けていた。当初はその理由もわからず聞き流していたが、本人から上記の体験を話してもらうようになって理由が理解できた。恐怖の場所であるトイレから一秒でも早く脱出するために床や便器を濡らす羽目になっていたのだった。入院すると、病院という「枠」が安心を与えたのか、これらの被害妄想は軽減し、入浴・排泄の困難も減少した。

入院前から長期間入浴できなくなっていた女性は、数か月の入院期間中も入浴できなかった。入浴できない理由を語ることはなかった。入浴の話題になると、きまり悪そうにうつむいた。おそらく覗かれることに関連する強い不安があったと思われる。女性スタッフから、入浴しやすい条件や希望する援助があれば言ってくださいとだけ伝えてもらい、強い説得はせず様子を見た。入院当初は主治医やスタッフにも被害妄想を抱いていたが、治療が進むにつれて被害妄想が軽減した。それに合わせるように女性スタッフと入浴や整容（身だしなみ）の話もできるようになっていった。結局入院中は入浴できなかったが、退院直後に入浴し、美容院にも行った。

これらの人たちは、被害妄想という症状のために入浴が困難となっているといえる。脅かされたり、付きまとわれたり、覗かれたりするために入浴が困難になっているのであって、本人はできることなら入浴はしたいと望んでいるのである。したがって妄想が軽減すれば入浴できるようになる。あるいは妄想は変わらなくても、本人が危険のない場所、安全な場所と認識するところであれば、入浴ができるようになるのである。そういう意味では、次に述べる破瓜型の人に比べると理解しやすい。

統合失調症の入浴困難　その②破瓜型に多いタイプ

第二は破瓜型に比較的多いタイプである。こちらは、服を脱ぐこと、水に触れること、体を洗うこと、新しい服を着ることなど広範なプロセスで困難がある。このタイプの人は、妄想が原因で入浴できない人とは違って、そもそも風呂に入りたいという欲求がない。入りたいけれど入れないのではなく、できることなら永久に入りたくないと望んでいる。そういう意味では病理はより深く、支援も困難である。

このグループの人はいわゆる破瓜型経過で発症する。いつから発病したのか限定しにくく、徐々にひきこもりが強くなり、気がつけば自室から全く出られなくなっているというような過程をとる。一日中自室から動かず無為にすごす、ことばをかけても反応が少ない、そっとしておくと不穏にはならないが関わろうとすると怒りっぽくなる、などの特徴がある。こういう人が長年のひきこもりの後、私たちのもとにやってくることがある。世話をしていた家族が病気になるなどの異変があり、今までの世話が継続できなくなったことをきっかけに強く促されて来院することが多いように思う。程度の差はあるが、おおむねの人が散髪・髭剃り・入浴・着替えを嫌がるので、初めて病院に来た時には目立つ容貌となっている。長く伸びた髪と（男性ならば）髭、ぼろぼろになった衣服、強い体臭、便臭・尿臭が強いこともある。髪と髭で覆われた痩せた顔からぎらぎらぎらした眼だけが光っている。こういう印象の人が多いのではないだろうか。

さて、成り行きとしては、本人の同意は得られないものの、ともかくも入院していただくことが多い。（ただし、この頃は訪問診療・訪問看護・ＡＣＴなど治療の幅が広がり、今までのように進退窮まってからの入院しか選択肢がないということは少なくなっている。）入院後入浴と着替え、髭剃り、散髪を促すことになるが、進んで受けてくれる人は少ない。よくてしぶしぶ、悪いと強い抵抗がある。そのため、スタッフはいろいろと苦労する。押したり引いたりの駆け引きをして何とか入浴と着替えを受け入れていただくことが多い。

こういうタイプの人が入浴を嫌がる理由を考えてみよう。まず挙げておくべきなのは、破瓜型統合失調症の人たちの安全保障感の乏しさである。彼らの多くは体に触れられることを極端に嫌う。脈拍測定や血圧測定に必要な身体接触すら身を固くして拒む人が多い。治療関係ができてくるに従って徐々に抵抗は少なくなるが、統合失調症の治療・看護にあたる人は、不用意な身体接触が治療や看護を妨げる要因になることを知っておくべきである。

では、彼らはなぜ身体接触を恐れ、嫌がるのであろうか。それを考えるためには、「自他の境界」について検討しなければならない。私たちは、普段意識することもなく「自」と「他」、「自分」と「自分以外」の境界線というものを当然のように信じている。皮膚・髪・爪など外表の身体までが「自分」であり、衣服・メガネ・靴・帽子など自分が身に着けるものより外側が「自分以外」である。この一見自明な「自分」と「自分以外」の境界は、よく考えるとそれほど明確ではない。たとえば、髪は抜けた途端、爪は切った途端「自分」ではなくなる。もっとあいまいなのは、唾液である。唾液は私たちの口の中を循環している。口の中に出てきた唾液を私たちは当然のこととして飲み込んでいる。ところが、この唾液をいったんコップにとってから、もう一度飲み込みなさいといわれたらどうであろうか。飲むことの困難さに戸惑いを覚えながら、「唾液はどこまでが自分で、どこからが自分以外なのか」という本質的な問いに私たちは直面するのである。

逆に、長年メガネをかけて使い慣れている人にとって、普段メガネをかけていることは意識されない。視覚障がい者が歩行時に使う杖は、使い慣れた人にとっては手の延長となっている。このような時のメガネや杖は、意識せず当然のように使われているときには「身体の延長」「身体の一部」となっているといってよいのではないか。これらの道具は半ば「自分」に属しているといえないか。「そんな大げさな」と思う人には、メガネや杖を突然奪われたとしたら、その時に感じる不安や動揺の強さを想像していただきたい。失われた時の衝撃の強さから、「身体の一部」という表現もさほど大げさではないことを理解していただけるのではないだろうか。

このように考えると「自他の境界」は、私たちが無前提に信じているほどには画然と区別されるものではなく、本質的には不安定で、変動や揺らぎがあるものだと考えられる。そしてこの「自他の境界」の本質的な不安定さを、身をもって体験している事態こそが統合失調症なのである。

　松本の挙げる「症例A」は、極端な自閉と時にみられる暴力のために長期間の入院を余儀なくされている。[3] 彼は他の患者さんとの接触を極端に避ける。その極端さは次のように描かれる。「他の患者が傍らを通るたびに身体を捻るようにして、この通行者に接触されないようにする。（中略）Aの身体の周囲一メートルばかりには、脆いガラスが張りめぐらされており、その破壊を極度に恐れていると形容したくなるほどである」。彼の一日は、ベッドからできるだけ離れないように過ごす、移動の際には全方向に注意を払う、人の少ないところを選んですごすなどの努力をすることで、他者との不用意な接触を回避することに費やされている。そして彼は入浴もまた苦手である。「看護者に強制されて入るときも、他の患者との接触を恐れてか、まだ沸いていない水のような風呂に入ってしまう。入浴を強制して腕でも摑もうものなら、Aは厳しい怒りの表情をあらわし、『腕が骨折した』『腕が減った』と訴え、のちにその修復を迫ってくるほどである」[3]。この「症例A」からわかるように、一部の破瓜型患者さんにとっては、他者との不本意な接触は、骨が折れたり、体がすり減るほどの打撃なのである。私は、このことと彼らが入浴を嫌うこととに深いつながりがあると思う。湯をかけたり湯につかることは、彼らの「自他の境界」の不安定さをより増強することとして体験されているのではないだろうか。例えば、湯に入ると体の中にある何かが漏れ出てしまう、湯を通して体に悪影響を及ぼす何かが侵入する、このような不安が彼らを風呂から遠ざけているのではないだろうか。

もう一つこのタイプの人にとっていえることは、自分と自分の持ち物との境界が乏しいことである。彼らにとって、衣類をはじめとする持ち物が傷つけられることは、自分が傷つけられることに等しい。先ほどの「症例A」は、一か月も二か月も着替えず、たまに脱いだものも洗濯をさせたがらない[3]。洗濯をすると「服が減る」「盗まれる」「人に触れられる」というのが嫌がる理由なのである。彼にとっては、服と自分の身体との境界が極端に乏しいことが理解されよう。数日間であれ、自分の服が人手に渡って他人の意のままに扱われるということは、自分の身体が他人の意のままに扱われることに等しいのである。「症例A」に限らず、破瓜型統合失調症の人の多くは、服や持ち物と自分との境界が薄い。持ち物を取られたり侵害されることが、自分が侵害されるのと同じくらいの苦痛と不快をもたらすのである。入浴を拒む多くの人が、服を脱ぐことから抵抗するが、それは身体と衣服との境界が乏しいからと考えられる。「身ぐるみはぐ」ということばがあるが、彼らにとって着続けた服を脱がされることは、皮膚をはがれるような感覚なのかもしれない。

どのように援助するのか

以上の考察をもとに、望ましい援助について考えてみよう。ここでは、主に破瓜型統合失調症の方への援助について考察する。妄想型の場合は、すでに述べたように妄想が軽減したり、安心できる環境であれば進んで入浴できるからである。治療関係の構築からはじめて、安心して入浴できる条件を本人と話し合うことが必要となる。このタイプの人はたいてい入浴していないことを自分でも気にし、時には恥じている。したがって、その気持ちを汲むこと、不潔であることを責めたり貶めたりしない態度が大切である。

次に破瓜型の場合であるが、まず挙げておきたいことは病理が影響していることを理解したうえで援助することの重要性である。これまで述べてきたように、統合失調症の人たちが風呂に入らないのは単なる無精や怠惰ではない。以前の論文で述べたが、すぐに衣服を脱ぎ捨てる統合失調症患者さんに、脱げないような服を着せることはしてはいけない。食べたものを吐き出す緊張病の人に、縛り付けて経管栄養をすることもしてはいけない(1)。これと同じ文脈で、風呂に入らない患者さんを力ずくで入浴させることも極力避けなければならない。まかり間違えれば、援助のつもりでしたことが、激しい恐怖と回復困難な精神的ダメージをひき起こすことさえありうる。治療・看護にかかわる人はそのことを知った上でかかわらなければならない。

とはいえ、極端な不潔をそのままにすることは極めて難しい。特に入院治療の場合は、その困難さが高まってしまう。たとえば、糞尿にまみれた人を入院後も同じ状態で見守ることは、全世界を敵に回すくらいの勇気が必要となろう。病院というところはとりわけ衛生に厳しい場所である。その病院で、非衛生的状態の患者さんを非衛生的なまま看病するということは、とても難しい。結局、非衛生的状態の程度とその人が過ごす環境との関数で、援助の方向が決まってくるというのが現状だろう。（とはいえ統合失調症臨床に携わる者は、時と場合によっては衛生的であること以上に大切なこともあることを知っておくべきである。）

こちらとしても不本意ながら、嫌がる人を浴室に誘導し、シャワーやスポンジで汚れを落とすことを強制しなければならないこともあろう。実際私もそのようにかかわってきた。しかし、その中にも配慮することはいくらでもある。強制的に入浴していただくにしても、できるだけ丁寧な態度が必要なことは言うまでもない。糞尿にまみれた人に入浴してもらう場合であっても、これからどのようなことをするのかをその都度伝え、落ち着いた丁寧な態度で介護する。時間をかけることをいとわないことが肝要と思う。その過程で、もし本人の希望（例えば「服は自分で脱ぐ」「異性の介護はしてほしくない」「パンツだけは脱ぎたくない」「明日は自分で服を脱いで必ず入る」「頭だけは明日にしてほしい」など）が語られれば、可能な限り尊重することが必要である。不潔さが、集団生活になんとか許容される程度である場合には、無理のないところから始めて、徐々に受け入れてもらえる関係を作る。例えば、手だけ洗う、足だけ洗う、顔だけ洗う、見えるところだけ拭く、着替えだけする……。じれったいかもしれないが、このような丁寧な援助の先に、患者さんが恐怖と傷つきをさほど持つことなく入浴できたとしたら、それ自体が統合失調症からの回復の力となることは間違いない。食事の援助、着替えの援助を通して世界との信頼関係を取り戻し、統合失調症から回復していく人がいるのと同じように、ていねいな入浴の援助が共人間的世界への信頼回復の端緒となることもあるのである。風呂を嫌ってなかなか入ってくれない慢性期の患者さんが、ある時、別の人に足浴の援助をしているところをたまたま見かけて、自分も足浴したいと希望されたことがあった。患者さんからこのような希望が出たことは驚きであったが、ていねいな看護・介護をしていれば、こういうことが時に起こるのである。

腹部の疼痛を触診する医師は、痛いところをいきなり触ることはしない。周辺からそっと触診して、患者さんの反応を見ながら徐々に核心部分に迫る。虫歯の治療をする歯科医師は、「今から麻酔をします」「これからちょっと痛いところを触ります」「痛みが強ければ手を挙げてください」などと細かく声をかける。医療の基本といえるこれらの態度を、精神科の援助の中でもぜひ大切にしたいものである。

おわりに　人はなぜ風呂に入るようになってしまったのか

私たちは、風呂に入ることは当たり前のことであり、日常生活に欠かせないことであると思い込んでいる。しかし、ちょっと調べてみればわかることだが、現代のような入浴習慣はそれほど古くからあることではない。一五世紀から一八世紀のヨーロッパでは、肌を水にさらすことは、伝染病にかかりやすくなる危険な行為と認識されていた。そのため当時のヨーロッパの人たちは、特別な必要がない限り入浴しなかった。[2] 日本では、ヨーロッパのような水を極端に避けるという風習はなかったが、現代のような入浴習慣（清潔であることを重視し、毎日のように入浴することを当然とする習慣）は、明治時代以降である。[4]

近代になり、産業革命と資本主義経済の浸透により都市への人口の集中がおこった。人の集中が強まれば強まるほど、「衛生」観念が不可欠なものとして出現してくる。農業が中心の中世的な生活では、生活の中での人と人との距離は大きいため、衛生や体臭といったものに人はそれほど気を遣わなくてもよかったのである。さらに、近代国家の成立過程で、軍隊が組織され、それを支える教育制度が各国にいきわたるようになると、強い国家・強い軍隊を維持するために、衛生観念が重要な課題として浮上する。軍隊内での病気の流行は、戦力の低下となるからである。したがって軍事力を増強しようとするところには、衛生的であることへの強い圧力が働いた。強い軍隊を作るためには、清潔な生活習慣が不可欠であり、教育の中でも衛生観念は重要な課題して取り上げられていくのである。

このように考えると、私たちが疑ってもみない現在の衛生観念と入浴習慣は、実は当たり前のことではない。近代的産業構造と近代国家の強い「圧力」のもとに、このような習慣が形成されたのであり、学校教育を通して「刷り込まれて」きた結果であると考えられるのである。このような「圧力」「刷り込み」のあるところには、当然反作用が出現する。従わないものに対する矯正、排除である。風呂に入ることは当たり前のことではない。無意識の内にその影響下に置かれ、刷り込まれ、そうしない人を厳しく排除する社会の中で培われてきた習慣なのである。行き過ぎた衛生観念は不潔や臭いに対する過敏さとなり、不潔な人を見下し、排除する社会を生む。「きたない」「くさい」という理由でのいじめ、ホームレス者の排除や襲撃事件などをみても、私たちの社会の隅々にいきわたっている「衛生観念」「衛生思想」が孕む本質的な危険が読み取れる。

統合失調症とかかわると、その都度私たちは、当たり前と思い込んでいる物事の本質に向きあうことになる。風呂と統合失調症について考えるということは、「人はなぜ風呂に入るのか」という問題、否「人はなぜ風呂に入るようになってしまったのか」「風呂に入ることは本当に必要か」という本質的な問題を考えることにつながっていくのである。

〔文献〕

(1) 横田泉『統合失調症の回復とはどういうことか』(第三章:統合失調症と衣・食・住) 日本評論社、二〇一二年
(2) キャスリン・アシェンバーグ著、鎌田彷月訳『図説 不潔の歴史』原書房、二〇〇八年
(3) 松本雅彦『言葉と沈黙 精神科の臨床から』(第I部:精神分裂病(統合失調症)とその周辺「精神分裂病と強迫」) 日本評論社、二〇〇八年
(4) 山内昶・山内彰『風呂の文化誌』文化科学高等研究院出版局、二〇一一年

人はなぜ入浴するようになったのか
――入浴・公衆衛生・におい

（2013年）

はじめに

統合失調症の人が入浴を苦手とするのは、無精であるとか怠けているからではない。統合失調症のあらわれとして、入浴が恐怖になったり苦痛になったりするのだということは前述した。書きながらいろいろ調べていると、欧米では入浴が日常習慣となったのはこの二〇〇年くらいのことであり、それまでは逆に肌を水にさらすことを避けることが常識だったということがわかった。(4) とすると、統合失調症の人のほうが、むしろ当たり前だったのである。では、この二〇〇年でなぜ常識が変わったのか。現在の入浴習慣を常識に仕立て上げた力とは何か。本論ではこのことをめぐって考察を進めたい。入浴習慣の常識が変わったこの二〇〇年間は、統合失調症が疾病とされ、精神病院が作られ、多くの病者が収容された時代とも重なる。風呂と統合失調症の因縁めいた関連も、この考察を通して少しは明らかになるかもしれない。

入浴・不潔・公衆衛生・悪臭

なぜ風呂に入るのですかと尋ねられたら、多くの人はこう答える。「気持ちがいいから」「くつろげるから」。これらは入浴の利点である。温泉や湯治のイメージがこれらの利点と結びついている。風呂が楽しみな人たち、『テルマエ・ロマエ』[1]や『昼のセント酒』[2]の世界である。風呂好きが入浴を楽しみ風呂談義をすることに対して、私はとやかく言うつもりはない。テルマエ・ロマエ大いに結構。しかし、入浴は、好きな人たちが好きでしていることだけではすまない。だからこそ、統合失調症の人たちが大変な思いをしてきた。

先の質問に戻ろう。「なぜ風呂に入るのですか」。もう一つの答えは、「入らないと、不潔になるから」「入らないと、くさくなるから」というものである。これらは入浴しないとやがて起こってくる不利益である。不潔なこと・くさいことは、時と場合によっては強制的な入浴に至るほどの不利益なのである。では、どうして不潔であってはいけないのか。なぜ、時には強制力を伴うほど、不潔は嫌われるのか。誰が、あるいはどういうしくみが不潔を許さないのだろうか。

不潔であることが問題とされるのは、大きく分けて二つの理由がある。一つは、不潔は不健康・病気の原因となるからという衛生観念によるものである。もう一つは、悪臭に代表される感覚的な嫌悪感である。不潔はこの両側面から、好ましくないものとされ、時には強制的な排除や矯正の対象とされてきた。以下、もう少し掘り下げて検討してみよう。

戦争と公衆衛生

清潔にしようがしないでいようが、本来は他人にとやかく言われるものではなく、個人の自由である。しかし、個人と共同体の関係が変化し、近代国家が形成されてくる過程で、清潔・衛生は、個人的な問題ではすまされなくなってしまった。国家主義が強まってくると、個人の健康や衛生もまた国家からの支配を受けるようになる。とりわけファシズムの時代には、強い軍隊を作るために軍隊内での病気をなくすことが国家の重要課題となった。兵士を供給し、軍隊を支える存在としての国民全体の健康促進も重視された。こうして近代国家は競って公衆衛生に力を注ぐようになる。このような思想の極端な例が、ナチスドイツの「身体は国家のもの！　身体は総統のもの！　健康は義務である！　食事は自分だけのものではない！」というスローガンである(3)。

ファシズムの反省に立っている現代社会では、さすがにここまで求められることはない。しかし、一部の予防接種が義務化されていたり、感染症流行のときには感染防止のための隔離が正当化されるように、公衆衛生のために個人の自由が制限される社会に私たちは生きている。感染症流行のような非常事態でなくても、「社会の一員として、社会に迷惑をかけないように清潔でいなければならない」という考えは、ふだん意識している以上に私たちに影響を及ぼしているのではないだろうか。こうした意識は、公衆衛生が国家・軍隊・教育と密接な関係を持ちながら社会に浸透してきたという歴史的事実によるのである。以下、簡単にその歴史をたどってみよう。

一八五四年に勃発したクリミア戦争に、フローレンス・ナイティンゲイルは看護婦として従軍する。彼女は、後方基地と病院のあるスクタリで、数々の妨害をはねのけながら、衛生活動に重点を置いた看護を展開する。その結果、兵隊の死亡率が四二%から五%にまで激減したのである。彼女の実践により、兵舎病院での死者は、大多数が戦傷ではなく、病院内の不衛生と感染症によるものだったことが判明した。

ナイティンゲイルの功績は、海を渡ってアメリカで高く評価された。「病院の床を磨きあげ、ベッドをきれいにしてシーツを洗い、患者の体も洗ってやったナイティンゲイルは、病院の衛生状態に革命を起こし、国際的に崇拝される人物になったが、とくにアメリカ女性の間に熱狂を巻き起こした[4]」。このような背景をもって迎えた南北戦争（一八六一年〜一八六五年）を通して、戦争と公衆衛生は強い結びつきを作った。クリミア戦争とナイティンゲイルの先例にならい、アメリカ連邦政府は一八六一年に「合衆国衛生委員会」という衛生機関を創設する。そして、この機関は病気による戦死者を激減させるという大成功をおさめた。南北戦争後、自信と使命感にかられた衛生学者たちが、一八七〇年代から八〇年代に占領した北部の都市で、清潔キャンペーンに乗り出していく。こうして、公衆衛生は啓蒙活動や教育と強く結びつき、アメリカで花開いていくのである。

学校では、「不潔を気にしていない、無知な(4)」生徒に対し、手を洗うこと、風呂に入ること、シーツを敷くこと、着替えること、歯を磨くことなどが徹底的に叩き込まれることになる。清潔は健康のためだけでなく、社会的なマナー・常識として身に着けないといけないものとなっていく。このように、入浴をはじめとする衛生習慣は、国家と戦争に起源をもち、公教育を通して広まった。この傾向にさらに拍車をかけるのが石鹸と広告であった。

清潔と広告

教育や啓蒙の成果で、入浴が習慣として定着してくると、石鹸をはじめとする商品が一挙に普及する。アシェンバーグによると、そこに広告が強い影響力を及ぼした(4)。盛隆期を迎えつつあった広告ビジネスは、さまざまな手法で石鹸などの衛生グッズを売り込んだ。有名人による推薦、景品やプレゼント、キャッチーなコピー、音楽やキャラクター設定といった今日でもよく用いられる手法は、この時代に石鹸の広告とともに発展した。中でも、最も有効だった手法は人々の不安を刺激する広告であった。

「くさい息は、いまでは一番ゆゆしい不作法です」「自分では気がつきませんが、他の人たちははっきりと気づいているのです」「いまや男女を問わず、毎日入浴してデオドラント剤をつかっていないかぎり、BO（body order：体臭）の罪をおかしているのです」。驚くべきことに、これらは一〇〇年以上も前のアメリカにおける広告のコピーである。「自分では気づかず、他人は気がついている」においによって、友情、男女交際、結婚、昇進にマイナスになるというキャンペーンによって、石鹸やデオドラント剤は一九二〇年から四〇年のアメリカで爆発的に売れた(4)。これが、今日まで続く清潔文化のはじまりであった。

いじめとにおい

不安をあおりたてて石鹸やデオドラント剤を売るという手法は大成功したが、そのために異常ともいえる清潔文化、消臭文化ができてしまった。今や、体や衣服はもちろんのこと、タンス、布団、カーペット、カーテン、床、車など、ありとあらゆるもの向けの除菌剤や消臭剤が販売されている。最近ではペットのための除菌・消臭剤が人気なのだそうだ。二〇〇八年度の消臭・脱臭・除菌剤の売り上げは一、一三九億円という巨大市場である(5)。現代社会は、たえずにおいに気を配り、ありとあらゆるにおいを消すことが「快適」な生活であるということを、当然とみなすようになった。しかし、必要な微生物まで「除菌」し、わずかなにおいさえも排除しようとするこの過敏さは、当然のことながらさまざまな弊害を生むこととなる。そしてその弊害を最もこうむっているのは子どもたちの社会ではないだろうか。

一九八三年、横浜市で少年グループがホームレスの男性を集団で襲撃するという事件があった。加害者の少年たちは、動機について「横浜を綺麗にするためゴミ掃除しただけ」と述べたという[6]。周知のように、これ以後も同様な動機からのホームレス者への襲撃・暴行事件が繰り返されており、加害者の多くが未成年である[7]。これらの事件は、「くさい」「汚い」ものを、暴力的に排除するという点で、いじめと類似の構造がある。いじめは複雑な構造をもつが、いじめのことばの代表的なものとして「くさい」がある。かつてアメリカの石鹸会社が宣伝に利用したように、においには「自分では気がついていないが、他人は気がついている」という性質がある。現代の子どもたちは、嫌われたくない、仲間外れにされたくないという理由から、もの心ついた時からにおいに対する過剰な気づかいを身に着けて成長する。しかし、いくら清潔にしても、「におうのではないか」という不安は完全に拭い去られることはない。それどころか、広告が不安をあおりたてる社会では、嗅覚はますます敏感になり、わずかな「悪臭」を誰もが嗅ぎ分けるようになる。こうして、過敏で相互監視的な集団が作りあげられる。これが、いじめが後を絶たない理由のひとつではないだろうか。いじめの背景には、行き過ぎた清潔文化があると言っても過言ではないのではないか。これを逆に考えれば、においに寛容な学校、においに寛容な教室を目指すことが、いじめ対策として効果を発揮するのではなかろうか。たとえば「においとは何か」を考えてみる授業、いろんなにおいを味わってみる授業、みんなでくさくなってみる体験などである。『心のノート』(8)なんかよりずっと心に響くファンタスティックな授業になるような気がするのだが、いかかであろうか。

においは「発明」された

ところで、このように考えてくると、〝くささ〟というのは、多分に相対的なものである。少しの異臭でも嗅ぎ分ける敏感さは、行き過ぎた清潔社会によって作られる。逆に「みんながくさい」環境では、くささは認識されない。においは、その時々の社会や文化によって作られていると言ってよいのではないだろうか。

アラン・コルバンの『においの歴史』は、嗅覚という感性が、社会状況と密接な関連を持ちながら変容していく過程を詳細に描いている。コルバンによると、ヨーロッパでは一八世紀をとおして公衆衛生が発展した。多くの公衆衛生学者が「衛生的」な環境を作ろうと努力したのである。その実験台となった場所は、兵士のテント（軍隊）・軍艦・病院・監獄であったという。このような場所で、換気しやすい建築構造が考案され、換気のための機械も考案された。個人用のベッドが作られ、便所も個室化する。意外に思われるかもしれないが、これらの場所以外では、民衆は家畜もいっしょに集団で眠り、好きなところで排泄し、着替えも髭剃りも規則的にすることはなかった。個室も個人ベッドも個室のトイレもなかった。もちろん、入浴の習慣はなかった。それにもかかわらず、この時代の人々にとっては、人の体臭はもちろん、家畜のにおいも悪臭ではなかったのである。(9)

軍隊では、姿勢と集団隊列の訓練がされるようになり、ここから人と人との間に距離がとられるようになる。病院でも、密集して眠るのではなく個人ベッドで眠ることを強いられ、排便・排尿する場所も決められる。個室便所の誕生である。衣服の着替え、シーツの交換も定期的に行われるようになる。監獄では、清潔にすることが、更生に対する前向きな姿勢として評価されるようになる。このようにして、人を閉じ込める特殊な場所〜軍隊・病院・監獄〜において、まず先に、人と人との距離が必要なものとされるようになる。これと並行して、便所のにおいや体臭は「悪臭」として排除されるべきものに変容していくのである。これがやがて社会全体に広がり、私たちが現在「悪臭」として排除している体臭や便臭が作り出されていった。(9)

『においの歴史』の訳者のひとりである山田登世子は、「訳者あとがき」で次のように述べている。「……臭いをめぐって次々と登場してくる科学的言説の数々は、臭いをめぐる人びとの感性の変化をうかがわせる指標である。……それまで悪臭と仲良く暮らしていた人びとが、ある時期を境に、悪臭に対して脅威を感じ、これを排斥しようとしはじめる。今まで意識の対象にのぼらなかった臭いがにわかに嫌悪感をかきたて、論議の的になり、科学的言説の対象になる。……臭いは臭いとしてたえず存在し続けているのだが、ある感性の変容がこれを明瞭に意識してはじめて『悪臭』なるものが存在するようになるのだ。近代はこの意味で悪臭を『発明』したのだ。[10]」

近代以前は、人は雑居して生活し、お互いが「他者という、感知しうる、暖かい、心落ち着ける存在[9]」であった。残念ながら、私たちは、この時代や悪臭が「発明」される前の感性に戻ることはできない。しかし、くさいという感覚は絶対的なもの・本能的なものなどではなく、「発明されたもの」であるということを知ることによって、「くさい」の排除力のもつ呪縛からいくばくかでも解放されるのではなかろうか。

おわりに

風呂嫌いの統合失調症の人たちとかかわるようになってから、入浴を勧めたり、無理やり入浴させることに複雑な思いを抱いてきた。嫌がる人に強制することの辛さだけではなく、清潔になってもらうことを手放しで喜べない思いがあった。この論考を通して、自分の抱いてきた複雑さの由来に少し近づけたように思う。

「健康であること・清潔にすること」は、民衆が自発的に求めたものではなく、国家・権力・教育・資本主義などの要請のもとに、時には強制され、時には刷り込まれて浸透してきた。

そして、ふだんは自分のものと信じて疑わない嗅覚という感覚もまた、これらの力により変容させられてきたのである。統合失調症の歴史もこれに重なるところがあるのではないだろうか。深いところでつながっている気がしてならない。

〔文献と注〕

（1）ヤマザキマリ『テルマエ・ロマエ（Ⅰ～Ⅵ）』エンターブレイン、二〇〇九年～。古代ローマの浴場設計技師ルシウスが、難問にぶつかるたびに現代日本にタイムスリップし、日本の風呂文化からヒントを得て問題を解決していくという漫画。大ヒットし映画化もされた。
（2）久住昌之『昼のセント酒』カンゼン、二〇一一年。作者の久住氏が東京周辺の銭湯と居酒屋を訪ねて歩くルポルタージュ。昼間から銭湯にいき、風呂上りに近くの居酒屋などで一杯やるというだけの話だが、これが楽しい。
（3）ロバート・N・プロクター（宮崎尊訳）『健康帝国ナチス』草思社、二〇〇三年
（4）キャスリン・アシェンバーグ（鎌田彷月訳）『図説　不潔の歴史』原書房、二〇〇八年
（5）矢野経済研究所「消臭・脱臭・除菌市場に関する調査結果２００９」http://www.yano.co.jp/press/press.php/000579
（6）ウィキペディア「横浜浮浪者襲撃殺人事件」
（7）一般社団法人「ホームレス問題の授業づくり全国ネット」野宿者襲撃事件・略年表 http://class-homeless.sakura.ne.jp/11_attack-case.html
（8）『心のノート』文部科学省が二〇〇二年（平成一四年）四月から、全国の小・中学校に無償配布してい

る道徳の副教材。文部科学省のホームページから読めるので一度目を通してみていただきたい。情けなくなること請け合いです。

（9）アラン・コルバン（山田登世子・鹿島茂訳）『新版　においの歴史　嗅覚と社会的想像力』藤原書店、一九九〇年

（10）山田登世子「訳者あとがき」アラン・コルバン『新版　においの歴史　嗅覚と社会的想像力』藤原書店、一九九〇年

タバコと統合失調症

（2016年）

はじめに

統合失調症は日常生活のいろいろなところに病理が現れる病気である。「現れる」と書いたが、単に「現れる」のではなくて、露出する、あるいはむき出しになるというべきだろうか。日常生活に現れた部分をたどれば統合失調症の本質・中心に行きつく。だから、統合失調症患者さんの日常生活のしづらさを精神病理に基づいて理解し、必要な手当てや支援をすることがその回復を促進させる。私は、そのような考えから統合失調症の衣・食・住に現れるさまざまな病理を取り上げ、その理解と望ましい支援について書いてきた。逆に、病理に対する無理解のもとに強引で乱暴な対応をすれば、回復が遅れるだけでなく時には病気がこじれ悪化する。精神症状が強くなり、困惑して拒食している人にいきなり経管栄養をする、入浴を怖がる人を無理やり風呂に入れる、脱衣する人に脱げないような服を着せる……このような乱暴な「援助」は、患者さんに強い恐怖と不安を与え回復の阻害要因となる。

もちろん強制的な介入が避けられない場合も時にはある。しかしそのような場合にも、医療者の責任でやむを得ず行うことを説明し、できるだけ穏やかに丁寧に行わなければならない。また、患者さんの受け入れる態度・拒む態度の微妙な揺れにつきあい、タイミングを合わせながら行うことが必要である。無論、強制性を最低限にする努力とチーム内での検討が常に必要である。具体的なことは本書および既刊でも述べているので読んでみていただきたい(1)(2)(3)。

本論ではタバコである。タバコにも同じことが言える。患者さんたちの喫煙のあり方そのものに統合失調症の病理が露出している。そして、病理を理解しない強引な「禁煙」が統合失調症を悪化させることも少なくないと私は思う。昨今、残念なことに十分な議論がされないままに、閉鎖病棟をもつ精神科においても禁煙が推進されている。私は、禁煙推進自体に反対なのではない。むしろ多くの患者さんにとって利益があると考えている。喫煙による健康被害、受動喫煙による周囲の人への健康被害についても、不十分かもしれないが一般的な理解をしているつもりである。喫煙を依存症のひとつとして理解し、禁煙を望む患者さんには、情報提供や禁煙外来への紹介を行っている。その結果、禁煙に成功し喜ぶ人も多くいる。

問題は強引なタバコからの引き離し、強制的医療を背景にした「禁煙」である。精神科病院は、強制的入院、隔離室への閉じ込め、身体の拘束などの強い権力の発動を認められている場である。精神科医は権力の行使を許されてはいるが、同時にその権力の行使を最小にする義務を負っている。検証と自戒のない権力行使は「暴力」であることを、私たち精神病院で働く者は自覚しなければならない。(注1) 閉鎖病棟で禁煙を強いることは、病理を理解しない入浴や経管栄養と同じく、時には患者さんへの「暴力」となる。

以下、タバコに現れている統合失調症の病理を考察し、喫煙する統合失調症患者さんへの望ましい対応について検討する。そして広がりつつある精神科病院での禁煙推進に再考を促し、強引な「禁煙」に警鐘をならす一助としたい。

はじめて担当した患者さんのこと

一九八三年、私が大学病院の研修医としてはじめて受け持った患者さんは、いわゆる〝慢性〟統合失調症の中年男性であった。まとまりのない言語、まとまりのない行動が目立つ破瓜型変化が強い人であった。さらに水の飲みすぎによるけいれん発作(水中毒)があり、水分制限の目的でときどき隔離室に入っていた。彼は喫煙者であったが、私が受け持つずいぶん前から「喉の渇きを誘発する」という理由でタバコが禁止されていた。当時の大学病院は、医師が同伴しての外出は許可されていたので、私は彼と散歩をすることが日課となった。禁煙が相当つらかったのだと思うが、ある日の外出中に強引にタバコを買い、吸おうとしたため、「指示」を守って止めようとする私と押し問答になった。穏やかな人であったが、この時は感情的になった。私は止めながらも彼のほうに理があるという思いがあったので、私が負ける形になり彼は久しぶりの喫煙をした。

一緒に病棟に戻り看護課長に報告すると、呆れたような苦々しいような表情で迎えられた。私は悩んだが、喉が渇きやすいという理由だけでこれほどまでに望んでいるタバコを禁止することに納得していなかったので、指導医にも参加していただき看護スタッフとのカンファレンスを持った。その結果、病棟での喫煙はできないが、私と外出するときには喫煙してもよいという奇妙な形で決着した。その後から、彼は毎日のように私と大学病院前にある「春陽堂」という喫茶店に行き、おかわり自由のコーヒーを何杯も注文しタバコを吸った。本人の希望に引きずられて付き添うだけの無鉄砲、無計画な「治療」であったが、数か月後には水の飲み過ぎで気を失うこともけいれんを起こすこともなくなった。もちろん隔離室に入る必要もなくなったのである。

当時はまだ「水中毒」「病的多飲水」という概念すらなく、私は多飲水と低ナトリウムとけいれん発作の関連すら知らなかった。しかし、この体験が後に水中毒の患者さんの治療に深刻に悩んだ時の助けとなった。このような患者さんのもっとも効果的な治療は、一緒に飲み・食べ、喫煙も保証して、「味わうこと」を取り戻してもらうことである。何人かの深刻な水中毒の人の治療を通してそのことを実感した。私の無鉄砲も直感だけは正しかったのである。

味わうことの起源

水中毒は慢性期の統合失調症に合併することが多く、いったん水中毒になるとそこから離脱することが難しい。水中毒を合併している患者さんは、ほぼ例外なくタバコとコーヒーが好きである。また、食事を詰め込むようにして食べる。食事だけではない。好きであるはずのタバコとコーヒーも、制限しなければ立て続けに慌てるように摂取し、味わっているようにはとうてい見えない。何らかの激しい欲求にせき立てられて、激しく喫煙し飲んだり食べたりしているのである。

私はこの現象を、食べることの二つの側面から検討した[2]。母親に抱かれて授乳されている乳児は、空腹を満たすという生理的欲求の満足と同時に、抱きかかえられているという安心感を体験している。食べることに伴う安心感は、乳幼児期を過ぎてからは忘れられているけれども、本来は食べることに伴う重要な要素である。戦時や災害時のように食べるものが不足していたり、安全に食べる環境が保証されていない状況では、誰しも味わって食べることができない。食べるという行為には、空腹を満たすという生理的な側面だけではなく、抱きかかえられて安心、安全という側面があり、しかも後者はふだんは意識されないのである。

統合失調症の病理はつねに、私たちが「当たり前のこと」としてふだん意識しないところにある。食の病理もその一つである。水中毒の患者さんは、食べることに伴う「抱きかかえられている」側面がおびやかされている。だから生理的欲求を満足させることのみが突出し、過剰に食べても満足が得られない。これが、味わうことができないことの起源である。だから、いったん失われた「味わうこと」を取り戻すことが、水中毒からの離脱、ひいては統合失調症の回復にとって重要となる。ゆったりとした環境で、一緒に飲んだり食べたりタバコを吸い、その時間を楽しむ。そうすることで、やがて味わう感覚が回復し、同時に人といることが不安から楽しみに転化する。このようにして統合失調症は回復する。

統合失調症の人はなぜタバコとコーヒーを好むのか

統合失調症の患者さんは、大量のタバコ・コーヒーを求める。その求め方の激しさの由来を食の病理として考察したが、ではなぜとりわけタバコとコーヒーが好まれるのか。このことについては正直なところ私にもよくわからない。文献もあまり見当たらないが、そんな中でトーリーの『統合失調症がよくわかる本』[4]は、「大事な問題一〇項目」という章を立てて、その最初にタバコとコーヒーを取り上げている。

同書によると、ニコチンの不安緩和作用、集中力向上作用が患者さんにとっての自己治療になっているという説、ニコチンに抗精神病薬の血中濃度を下げる作用があり、それが喫煙と関係あるとする説、もっと単純には退屈をまぎらわすためという説も示されている。また、これらの説の根拠となるいくつかの研究報告も紹介されているので、興味のある方はご一読をお勧めしたい。

私はこれに付け加えて、タバコとコーヒーの主成分であるニコチンとカフェインはともに覚醒度を上げる物質であるということを挙げておきたい。一般に、多くの人は不安や心労があるとアルコールを摂取する。統合失調症の患者さんももちろん飲酒はするが、不安に対処するためにアルコールを大量に摂取している人は少ない。アルコールは覚醒度を下げる薬物である。ここから想像できることは、統合失調症の不安はアルコールで覚醒度を下げるよりも、カフェインやニコチンで覚醒度を高めるほうが緩和されるということである。

実際、急性期や重度の慢性病態の患者さんは緊張を緩めることができない。不安が高まるとより体を固くし、動きを少なくし、常に身構える体制をとり、注意を全方向に向け、眠らない。緊張を緩めることができるように、心や体にアプローチすることが回復の第一歩であることは、多くの臨床家が知るところである。ニコチンやカフェインの覚醒度向上作用が、このような対処行動の指向性とかみ合い、タバコやコーヒーへの強い嗜好となっているのではなかろうか。

先述したように、トーリーは「退屈さ」を統合失調症に喫煙が多い理由の一つに挙げているが、私は「退屈」よりもむしろ「孤独」を挙げておきたい。ある患者さんは、「孤独でなければタバコは吸わないよ」としみじみ語ったという。私が直接聞いたのではなく、訪問看護スタッフが聞いたことばであるが、私にはこのことばは強い説得力をもって伝わった。先ほど説明したように「味わえないこと」の起源は、抱かれていることの安全・安心が確信できない事態である。これを別の面から見れば、彼らは強い孤独にたえずさいなまれているということである。ここで「孤独」と言うのは、家族がいない、友達がいない、パートナーがいないという現実的な孤独だけではない。「世界の中で自分だけがひとり」「日常的な世界とのつながりのきっかけがどこにも見当たらない」という「絶対的な孤独」「実存的な孤独」である。こういう孤独を患者さんたちは時に強く抱く。統合失調症の患者さんの過剰な喫煙を何とかしたいと心から願う治療者は、統合失調症患者さんの深い孤独を理解し、共感し、共にいるところから始めなくてはならないとつくづく思う。

依存症は「スピードアップ」が引き起こした

シヴェルブシュの『楽園・味覚・理性〜嗜好品の歴史〜』は、こしょう・コーヒー・タバコ・アルコール・アヘンなどの嗜好品の歴史を社会の変化と関連付けて考察した著書である。(5)同書によると、アルコールと民衆の歴史は産業革命前後で大きく変わる。ビールとワインが主流だった時代から、火酒への変化がこの時期に起こる。火酒 spirits とはウイスキー・ジン・

ウオッカなどのアルコール度数の高い蒸留酒である。興味深い個所なので、少し長くなるが引用する。

「火酒そのものは中世からすでに知られていた。しかし一六世紀まではもっぱら医療用として用いられてきた。一七世紀に入ってから火酒は日用飲料となる。その頃までは、まだこれほど強い酒の必要はなかったのだろう。当時はビールが下層階級の人々の栄養補給と酩酊の二役をまだ十分果たしていたのだ。一七世紀に入ってから、火酒は日用飲料となる。最初に酒として飲まれ出したのはほかでもない軍隊においてである。軍隊は、産業にとってのちに重要になる革新がつねに最初に起こるところなのだ。」「火酒はそれまでの飲酒文化の伝統を打ち破るものだった。伝統的飲酒文化を構成していたワインとビールは、『有機的アルコール飲料』と呼ぶべきもので、そのアルコール分はもとになった植物の糖分と同量である。火酒は、いわばこの自然のきずなを断ちきったのである。蒸留することによって、アルコール度は自然の限界を超えて高められる。火酒は、おおざっぱにいって、伝統的なビールの十倍ものアルコールを含んでいる。そしてこのことは深刻な結果をもたらした。」「火酒はぐいと一気に飲まれ、酔うのもあっという間である。火酒は酔いのスピードアップに他ならない。これは近代の他の分野でのスピードアップのプロセスと内的に繋がっているのだ。伝統的なビールの十倍ものアルコール度があるということは、酔うためにはそれまで必要だった時間の十分の一で済むことを意味する。あるいは十分の一の量で酔っ払えるということだ。作用の効率化、**スピードアップ**、そして安上がりと三拍子そろった火酒は、まぎれもなく産業革命時代の申し子である。」「（太字による強調は原著者による）。

火酒は、軍隊・工場労働という能率と生産性を何よりも優先する思想と場から生まれた（注2）。アルコール飲料そのものが人体に害をなすのではなく、近代が要請した「スピードアップ」こそがアルコール中毒、アルコール依存症の元凶なのである。同じことがタバコにも言える。もともとタバコは南米先住民の習慣だったものがヨーロッパに持ち込まれて広がった。現在主流となっている紙巻きタバコ（シガレット）は当時まだなく、葉でタバコを巻いた葉巻（シガー）、パイプによる喫煙（パイプスモーキング）、噛みタバコ（チューイング）、鼻腔粘膜からの摂取（スナッフィング）などの方法で摂取されていた。それぞれの時代、地域でさまざまな流行があり、その意味を考えると面白いのであるが紙数の関係でここではふれない。興味のある方は詳しい解説書があるので参照されたい(6)。

さて、現在主流となっているシガレットは一九世紀初頭から流行しはじめ、やはり近代化によるスピードアップとともに普及する。タバコを巻くのにふさわしい薄くて良質の紙が大量生産できるようになったこと、自動タバコ巻き機の開発、火をつけるのに手間のかからないマッチの発明。シガレットの生産は、このような技術革新とあいまって一九一〇年代から右肩上がりで高まる。そして、大量生産、大量消費と歩調を合わせるように喫煙時間もスピードアップするのである。シヴェルブシュによると、「二〇世紀の喫煙者が、五分から七分で吸い終わるシガレットから得る安らぎと精神集中は、一九世紀の喫煙者が半時間をかけて葉巻を吸ったのとほぼ同じ量」なのである。過酷な工場労働の合間の短時間の休憩、軍隊での短時間での息抜きにシガレットが用いられた。アルコールと同じようにとらえれば、現代のニコチン依存も、ニコチンの作用そのものよりも近代化が強いているスピードアップ、すなわち能率と生産性至上主義に責任があるのではないだろうか。

統合失調症は近代以前には医療の対象ではなかった。生産性、合理性、能率、スピードアップ、画一性……などに高い価値を置く近代資本主義思想のもとで収容の対象となり、近代的自然科学のもとで医学の対象となった。二〇世紀前半、優生学が全盛の時には強制的断種や「安楽死」の対象となった[7][8]。私は、軍隊と衛生思想と匂いと統合失調症の「疾病化」の関連について若干の考察をしたことがあるが[9]、統合失調症とタバコの関連も同様に、資本主義思想と人類という文脈から読み取ることができるのではないだろうか。資本主義、近代合理主義にもっとも傷つき被害を受けた統合失調症者が、そのシンボルともいえるシガレットへの依存で二重に苦しむという皮肉がここには見られる。いずれもう一歩掘り下げて検討してみたい課題である。

望ましいありかた

考察してきたように、統合失調症とタバコの関係は深く複雑である。病理や歴史を理解しない「禁煙」は、時には統合失調症を悪化させる。まして精神科病院の強制性を背景にした「禁煙」・強引なタバコからの切り離しは、患者さんの側に立てば「暴力」といってもよいのではないか。臨床的にも倫理的にも認めがたいと私は思う。しかし、昨今では精神科病院における禁煙推進は、病院あげての運動の成果として語られていることが多い[10]。病院案内のブログにもそのような記述が散見される。実際の過程を見ているわけではないので断定的にはいえないが、入院とともに開始された禁煙によって病状や不安や焦燥感を悪化させた患者さんは本当に一人もいないのだろうか。

依存症の治療は、本人の同意と意志があってはじめて効果があることとは、依存症臨床の常識である。アルコールや薬物依存の臨床で行われている離脱への自発性を高めるアプローチこそが、真の依存症治療となるはずである。日本禁煙学会をはじめとする禁煙推進を願っておられる先生方には、ぜひ強制力を背景とした「禁煙」に異を唱えていただきたい。そうすることが、かえって本質的な禁煙の推進力となると私は思うが、いかがであろうか。また精神科病院の管理者や勤務する人たちには、精神科病院のもつ暴力性、強制性、権力についての自覚と自制を強く持っていただきたい。統合失調症の禁煙は、その病理を理解し、共感をもって接し、独特の「孤独」に寄り添うことでようやく現実味を帯びる。そのことをぜひ知っていただきたいと願う。

トーリーは、統合失調症の喫煙について次のように述べている。

「多くの統合失調症の人には、タバコとコーヒーへの強い嗜癖傾向があることを認識すべきです。もちろんある一定の上限、たとえば一日一箱のタバコと四杯のコーヒーなどを設定する必要がありますが、上限を設けるのはこれらを全く禁止することとは異なります。」「統合失調症の人の中には、タバコとコーヒーが人生最高の楽しみとなっている人もいることを知っておいてください。そのような楽しみを奪ってもなお得るものがあるとの確信がない限りは、楽しみを奪い取ってはなりません。医療施設評価合同委員会が決めた病院内での禁煙は、病院をわが家とする統合失調症の人に対する配慮が欠けていますし、突然禁煙すると統合失調症の症状を悪化させるという報告を考慮していません。」

この意見はとても常識的で穏当だと私は思うが、いかがであろうか。

これに加えて、本論で述べた病理に沿うならば、少なくとも患者さんたちが味わって喫煙できる環境を保証することが必要であろう。狭くて窮屈でひしめき合うようにしてしか喫煙できない昨今の喫煙所は、少なくとも精神科病院では望ましくない。できれば、紙巻きたばこではなく、パイプや水タバコや葉巻を使って、今の五～一〇倍の時間をかけてタバコを味わうことが、統合失調症の禁煙とやまいそのものからの回復に有効かもしれない。そのような環境を作ることができれば理想的である。統合失調症の患者さんと私が、孤独でなく、ともにくつろぎ、味わい、楽しめる環境、「おいしいね」と言い合える関係、そういうものを築くことが私たちの仕事であると考える。

〔文献〕

（1）横田泉「統合失調症と衣・食・住」『統合失調症の回復とはどういうことか』日本評論社、二〇一二年
（2）横田泉「水中毒の精神病理と精神科病院」『統合失調症の回復とはどういうことか』日本評論社、二〇一二年
（3）横田泉「統合失調症の人はなぜ風呂が苦手なのか」（本書所収）
（4）E・フラー・トーリー『統合失調症がよくわかる本』日本評論社、二〇〇七年
（5）W・シヴェルブシュ『楽園・味覚・理性～嗜好品の歴史～』法政大学出版局、一九八八年
（6）上野堅實『タバコの歴史』大修館書店、一九九八年
（7）ヒュー・G・ギャラファー『ナチスドイツと障害者「安楽死」計画』現代書館、一九九六年
（8）小俣和一郎『ナチス・もう一つの大罪』人文書院、一九九五年
（9）横田泉「人はなぜ入浴するようになったのか」（本書所収）
（10）中野和歌子・吉井千春・中村純「統合失調症患者の禁煙支援」日本禁煙学会雑誌、四巻四号、一〇四-一〇八頁、二〇〇九年

（注1）精神科病院で働く者は、自らの持つパワー・権力性をたえず意識しなければならない。外来や訪問診療では決してできない強制的な行為が精神科病棟の中ではできてしまうからである。そして精神科病院で働く者には、この強制性をできる限り最小にすることが求められている。精神科病院の権力は、強制的な入院、隔離、拘束といった強度の制限だけではなく、生活の隅々にまで及んでいる。私物の所持、金銭の所持、嗜好品の所持など生活の細部にわたり制限がある。一般病院でも同じではないかと言われるかもしれないが、精神科以外では「気に入らなければ出て行けばよい」という最低限の自由が保証されていることが大きな違いである。

（注2）同じように近代の衛生思想も軍隊から始まり急速に広がった。個室トイレ、個人ベッドなどの人と人の距離を保ち衛生を促進する道具もこの時期に軍隊から始まり発展した。詳細は本著でも言及した(9)。

精神科病院における禁煙推進に慎重な配慮を求める

（2018年）

近年、精神科病院でも禁煙が推進されるようになり、敷地内禁煙を実践している病院からその有益性が数多く報告されている。また禁煙によって症状が悪化することはないとする報告も多い。しかし、強制入院や行動制限を伴う精神科で禁煙を強いることは、基本的人権に照らして問題はないだろうか。また、本当に禁煙によって病状が悪化する患者はいないだろうか。本論ではこれらの問題について検討し、敷地内禁煙に対する慎重な姿勢と再考を求める論拠を述べる。

はじめに

喫煙による健康への悪影響、受動喫煙の加害性、喫煙の依存症としての認識の深まり等から、公共の場における禁煙が推進されるようになってきた。とりわけ、医療機関では徹底した禁煙推進が求められている。この動向は精神科病院でもみられ、二〇一三年には敷地内禁煙を実施している精神科病院は約八〇、建物内禁煙は約一三〇となっている。[1]「日本精神科病院協会雑誌」二〇一七年九月号は、「タバコと精神科病院のこれから」という特集を組み、現場での関心の高さがうかがわれる。掲載論文はすべて禁煙を推進する立場から書かれており、精神科病院での敷地内全面禁煙に向けたノウハウの解説や、敷地内禁煙を実施した病院の取り組みが紙面を賑わしている。日本禁煙学会でも、精神科病院での禁煙や精神科患者への禁煙指導に対するシンポジウムが組まれている。[2][3]通覧したところでは、精神科と喫煙について発表される報告のほとんどが禁煙推進の立場からであり、異論・反論は皆無のように見うけられる。このような中、筆者は精神科病院での禁煙推進に慎重さを求める見解を報告した。[4]そこにも書いたが、筆者は医療機関における禁煙推進自体に反対ではない。ただ、とりわけ精神科においては、禁煙推進の前に倫理的・臨床的な配慮が必要なのではないかと考えている。本論では、禁煙を推進する立場からの論考や敷地内禁煙を実施している病院からの報告にも触れながら、筆者なりに考察を深めて書いてみたい。

敷地内禁煙と基本的人権

精神科病院での禁煙は、他の病院とは大きく異なる状況がある。それは、精神科病院が強制力の行使・医療者の権限による行動制限が認められている病院であるという事情である。このために、精神科病院における禁煙推進は一般病院とは別に検討されなければならない。一般病院であれば、敷地内禁煙にどうしても納得がいかない人は入院を断ることができるが、精神科病院に強制入院となった人はそれができない。このことの持つ意味が大きいからこそ、いままで精神科では「分煙」が基本とされてきたのであると筆者は考える。しかし、昨今の動向をみると、この問題を素通りして敷地内禁煙が推進されている。基本的人権の侵害に当たるのではないかという疑問を持つ人は、筆者だけではなかろう。しかし筆者が知る限りでは、禁煙推進をすれば必ず直面するはずのこの問題を、正面から検討している報告はない。

筆者が知る中で唯一この問題を検討しているのは、日本医事新報の質疑応答欄である。質問は次のようなものである。

「『敷地内全面禁煙』をうたっている精神科病院に、措置入院や医療保護入院などの行動制限下で入院している患者（自分の意思では敷地外に出ることができない）から喫煙要求があった場合は、患者の権利や病院としての対応（安易に禁煙化をすすめてよいかなど）について、法的にどのように考えればよいでしょうか」。

「強制入院下での禁煙の強制は基本的人権の侵害ではないか」という筆者と同質の質問である。これに対して回答者の岡本弁護士は、未決拘留者が喫煙を禁止させられたことに対して国に慰謝料を請求した訴訟で最高裁が「喫煙の自由は基本的人権の一に含まれるとまで断定するものではない」とした判例や、二〇一三年四月一日から警察の留置施設において留置人や看守の受動喫煙を理由に全国的に全面禁煙となった事例をあげて、「そもそも入院の本質的目的として、自傷他害の防止および無断退去（離院）の防止が挙げられます。」「敷地外での喫煙に頻繁に同行する監督職員の確保や、タバコおよび火気類を院内に持ち込ませないための常時検査・監視等の過剰な負担を負ってまで、病院が患者に喫煙させる義務があるなどとは考え難いものです。」と述べ、「任意入院・強制入院・外出制限の有無を問わず全患者に『敷地内全面禁煙』を徹底することは、正当です。」と結論している。(5)

根拠とする判例が他にないからであろうが、この回答は精神科入院患者と刑事事件の容疑者とを同列に扱うという誤りを犯している。措置入院の他害要件では、刑事事件の容疑で逮捕され、鑑定により措置入院となる患者が存在する。しかし、大半の強制入院患者は刑事事件とは無関係である。また、不幸にも他害に至ってしまった措置入院事例も含め、「自傷・他害のおそれ」のある患者は、すべて心傷つき、苦悩と孤立の果てに自殺未遂や衝動行動に至った人である。「入院の本質的目的」は「無断退去（離院）の防止」ではなく、本人を不利益から守り、傷ついた心を癒し、心身の回復を支えることである。質問者は「法的に」どのように考えればよいかと尋ねているが、判例や留置所の事例は、精神科病院にも適応できる根拠とはならない。回答は「法的」なものというよりは、岡本の「私見」に近い。この問題は、「法的」にではなく、倫理的・臨床的に検討されるべきものであり、法的に回答することが困難な質問に、あえて弁護士が回答するという設定自体に無理があると考える。

「過剰な負担を負ってまで、病院が患者に喫煙させる義務があるなどとは考え難い」という岡本の見解には、以下のように反論したい。筆者の勤務する病院（以下、当院）は、「分煙」である。火器管理上の都合で喫煙時間の制限をするなど、いつでも自由に喫煙できる環境ではないが、できるだけ喫煙者の自由を妨げないように配慮している。隔離室の患者にも、喫煙後に隔離室に戻ることなどへの了解を得た上で、職員が見守りながら喫煙していただいている。禁煙にしたほうが職員の負担は少ないが、当院ではあえてこの手間を惜しまないことを大切にしている。それは、自由と基本的人権をないがしろにできないからである。精神科医師は、精神保健福祉法により「医療又は保護に欠くことができない限度」で患者の行動を制限する権限を国家から賦与されている。しかし同時に、その制限を最小にする義務を負っている。筆者は、この観点から喫煙の自由も最大限保障するべきであり、その努力を惜しむことは基本的人権の侵害になると考えている。読者諸氏はいかがであろうか。

強制入院下で依存症の治療はできない

川合は、「精神障害者の禁煙の動機づけ」について、「吸えないときを上手に利用する。肺炎や気管支炎など、急性の身体疾患合併時は禁煙のチャンスである。保護室入室も禁煙の絶好のチャンスである。また、保護室までとはいかなくても入院も禁煙のチャンスである。敷地内禁煙の病院ならなおさらである。」と述べている。[6]「禁煙が何よりも大切」という発想からこのような見解が出てくるのかもしれないが、精神科での強制や制限を禁煙治療のチャンスと捉えるこのような発想は倫理的にも臨床的にも認めがたい。

強制入院は患者・家族にとってつらい体験である。同時に、治療者にも重く厳しい体験である。強制入院や隔離をいかに避けるかが、常に筆者にとって治療上の重要課題である。やむなく強制入院や隔離を行った後は、本当にこれでよかったのかと繰り返し考える。独善的な治療に陥らぬよう、カンファレンスでの意見交換を積極的に行う。入院や隔離が必要な際は患者と時間をかけて話し合い、やむをえず強制するときにはどのようになれば制限が解除できるかを繰り返し伝える。筆者の経験では、このような話し合いの際、喫煙習慣のある患者の多くが「せめてタバコくらいは吸わせてくれませんか」と希望する。筆者の対応は先ほど述べたが、川合の見解によればここで禁煙の意義を説き、禁煙治療を促すことになる。想像していただきたいが、このタイミングで禁煙指導をするということはあまりにも非現実的ではないだろうか。

入院者は、禁煙のために保護室や閉鎖病棟に入るわけではなく、精神科医師と患者とは、この時点で話し合わなければならないことが他にもいろいろとある。禁煙について話し合うとしたら、急性期の不安や緊張がある程度治まり、先の見通しをもつゆとりが戻ってからであろう。それまでは喫煙を保証することが望ましいと考える。

言うまでもなく、依存症の治療は本人の同意と意志があってはじめて効果がある。喫煙をニコチン依存症と捉える考え方には筆者も同意するし、喫煙患者にはタイミングを見て禁煙指導もする。希望者には禁煙外来への紹介を行っている。しかしそれはあくまで、対等な治療関係の中で、本人の自由な選択に基づいて行われることが前提である。精神科での強制性を利用して依存症治療を行うことは、アルコールや薬物依存症の治療でこれまで培われてきた依存症治療の原則を逸脱するものであり、その有効性も疑問である。

岡本、川合両氏の見解に疑問を呈したが、これらの問題を考えていただきたいのは、両氏以上に精神科の専門家である。近年、身体拘束や隔離の件数は増加の一途である(7)。依存症治療としての禁煙という考えに筆者も異論はない。喫煙はニコチン依存症として理解するべきであり、依存症治療の経験の蓄積を基礎として専門的治療がなされることが望ましい。しかし治療が効果的にできるためには、行動制限をなくすことが前提でなければならない。ニコチン依存症の入院治療に取り組むのであれば、アルコールや薬物依存症と同じく、患者の同意に基づく治療契約の下に、開放病棟で行われることが必要である。佐藤らは、「もともと精神科病院には、アルコール依存症リハビリテーションプログラムや種々の認知行動療法・精神科チーム医療のノウハウがあるため、禁煙支援・禁煙推進に取り組む力量と素地は十分に備わっていると思われる。」と日本禁煙学会のシンポジウムで報告しているが[3]、ノウハウと力量がいかに豊富であろうと、前提条件を逸脱していれば有効な治療にはならない。こうした意味から筆者は、禁煙治療を行う精神科病院は、「敷地内禁煙」よりも先に「敷地内行動制限解除」を実現すべきであると考えるが、いかがであろうか。

禁煙の強制による症状の悪化は本当にないのか?

敷地内禁煙を行った病院の報告では、禁煙することで精神症状が悪化することはないので安心して敷地内禁煙を進めてよいとする見解がみられる。荻野ら[8]や村井[9]は、評価尺度による調査を禁煙前後で行い、悪化がないことの根拠とし、シンポジウムの質疑応答でも、「概ね問題行動は出ませんし症状は悪化しません」と報告している[2]。しかし「悪化はない」と簡単に結論付けてよいものだろうか。

統合失調症患者の中には、重度のタバコ依存状態の人が時にみられる。制限しなければひっきりなしにタバコを吸い、根元まで激しく吸う。そのような人のほとんどが、タバコだけではなく、飲食の欲求も激しい。いくら食べても満足が得られず、味わって食べることができないようにみえる。筆者はこの特徴を統合失調症に特有の病理として考察した[4,10]。私見では、彼らは食べることに伴う安全・安心が脅かされているためにこのような状態に陥っている。母親から授乳されている乳児は、空腹が満たされるという満足と同時に、抱かれている安心感を体験している。この後者の部分はやがて他者や環境に対する基本的信頼につながっていく。タバコや飲食の欲求が激しい人たちは、この基本的信頼が脅かされていると考えられる。

この状態からの回復に必要なことは、食べることと同時に「安心」を提供することである。筆者はこのような理解のもと、激しい飲食欲求、喫煙欲求を示す患者と飲食を共にすることを続けた。その結果、飲食・喫煙状態の改善だけではなく、孤立・自閉・拒絶・気分の変調など他の症状も緩やかに回復した[4,10,11]。今も、同様の病理性を示す患者には同じアプローチを続けている。この治療経験から言えることは、激しい飲食欲求と喫煙欲求に対し、一定の制限をすることは避けられないが、逆に欲求を厳格に制限することもまた望ましくないということである。敷地内禁煙に至る過程で禁煙を強いられた患者の中に、病状が悪化する人が本当にいないのかという危惧は、以上のような治療経験から生じたものである。禁煙で症状が悪化するかどうかを評価する研究者には、筆者が重視する側面も考慮に入れて観察することを望みたい。また、現在禁煙推進をしている臨床家には、自閉、拒絶、孤立、疎通性の悪化、病的な多飲水、渇望感の高まりなど、筆者が危惧する症状悪化が認められないかどうか注意深く観察していただきたい。悪化がみられた際には、厳しい制限ではなく、ほどよく飲食・喫煙ができることを目標にした治療も念頭に置いてほしい。

「正しさ」と「暴力」

統合失調症は長い間、強制と暴力にさらされてきた。精神科医療には、暴力と威圧で患者を収容し服従させてきた負の歴史がある。こういうものは論外としても、治療者が「善いこと」「正しいこと」と考え行ってきた医療行為が、患者を苦しめ病気を悪化させてきた側面もある。強制的治療、大量薬物療法、電気けいれん療法などの強力な治療はもとより、精神療法、退院促進、自立支援など常識的には望ましいとされることも、時には治療者の善意とは裏腹に、病状を悪化させ回復を阻害する。「正しさ」の弊害である。そして、その弊害に最もさらされてきたのも統合失調症である。

そもそも統合失調症は、「常識」をもってする「正しさ」に極めて弱い。「常識」と思われることに激しく圧倒され、以後決定的な回復不能に陥ることさえある。内海は、「われわれがごく普通にやっていること、あたりまえだと思っていること、こうしたことが彼ら（＝統合失調症患者：筆者注）には法外な暴力性をもって立ち現われるのだ。」「それゆえ少しでも感性のある者なら、彼らを前にして、自分たちの、そして日常世界のもつ加害性に気付くだろう。権威的な態度が、彼らを自閉、感情鈍麻、拒絶といった様態に追い込むことはいうまでもない。」

と述べ、「加害性に気付く感性」の重要性を説く。[12] 筆者も内海のいう「感性」は統合失調症の臨床家にとって極めて重要な要素であると考える。この「感性」を欠いた「治療」、統合失調症の特性を理解しない「常識」「正しさ」の押しつけは、たとえ「善意」から行われたにしても、時には「暴力」となる危険がある。

禁煙についても同様である。禁煙の「正しさ」には疑問の余地はないが、それゆえに慎みと繊細さを欠いた指導は「暴力」になりかねない。多くの報告が、精神科での禁煙の成功のためには、全病院職員の一致協力が必要であると強調している。筆者は、この「病院挙げて」の態勢の強力さが、治療者の「感性」を麻痺させることにならないかと危惧する。筆者はかつて病院挙げての退院促進の取り組みの中で、多くの長期入院患者を退院させた。躊躇する人を激励し、不安がる人にも繰り返し説得した。むろん、病院の利益や患者排除のためではなく、それぞれの人に充実した地域生活をしてほしいという「善意」からである。しかし、不安を抱えたまま退院した人の中には、直後に再発する人や自殺を図る人まで見られた。「正しさ」「善さ」への意識が強すぎるあまり、当人の不安や声なき声を聴く「感性」を欠いていたのである。このことへの後悔は重く、以後自戒を込めて「治療者の暴力性」「正しさの暴力性」を強く意識するようになった。どのようなものであれ、病院を挙げて行う取り組みは、統合失調症にとっては「正しさの暴力」となる危険性があることを忘れてはならない。個別性を重んじ、敬意を払い、土足で踏み込まぬデリカシーを保ちながら、一人ひとりの患者と向き合うことが統合失調症の治療である。

禁煙についても同じことがいえる。拙速を避け、「正しさの暴力」に陥らぬ「感性」を保ち、禁煙の重要性を暮らしや健康面から丁寧に説くことが求められる。同時に、統合失調症に独特の不安、孤独[13]を理解し、彼らと共にあろうとする姿勢が求められる。そういう前提があってはじめて、禁煙指導も意義のある医療となるのではないだろうか。

【文献】

（1）川合厚子「敷地内禁煙実践の方法と対策」日本精神科病院協会雑誌、三六巻九号、二五-三一頁

（2）川合厚子他「シンポジウム『病院の敷地内禁煙の問題点と進め方』報告」日本禁煙学会雑誌、一一巻五号、一三六-一四二頁、二〇一六年

（3）佐藤英明他「シンポジウム『病院の敷地内禁煙の進め方』報告」日本禁煙学会雑誌、一二巻二号、四九-五四頁、二〇一七年

（4）横田泉「タバコと統合失調症」（本書所収）

（5）「全面禁煙の施設における患者からの喫煙要求にどう対応する？」（回答者：岡本光樹）日本医事新報、四八一七号、六六-六七頁、二〇一六年

（6）川合厚子「精神障害者の禁煙治療」日本精神科病院協会雑誌、二七巻一〇号、三五-四一頁、二〇〇八年

（7）長谷川利夫『精神科医療の隔離・身体拘束』日本評論社、二〇一三年

（8）荻野佳代子他「単科精神科病院における受動喫煙対策」循環器専門医、二〇巻二号、三六〇-三六三頁、

二〇一二年
(9) 村井俊彦「精神科、精神科病院と喫煙との関係を変えた十年余—全敷地内禁煙全国初の試みのその後」日本精神科病院協会雑誌、三六（九）九二六-九三五頁、二〇一七年
(10) 横田泉「水中毒の精神病理と精神科病院」『統合失調症の回復とはどういうことか』日本評論社、二〇一二年
(11) 横田泉「統合失調症と衣・食・住」『統合失調症の回復とはどういうことか』日本評論社、二〇一二年
(12) 内海健「Wの悲劇—命名と暴力の観点からみた呼称変更」『パンセ・スキゾフレニック—統合失調症の精神病理学』弘文堂、二〇〇八年
(13) 横田泉「統合失調症のそだち—統合失調症の責任と孤独」（本書所収）

【書評】隣人愛をめぐる問いと答え
カート・ヴォネガット・ジュニア『ローズウォーターさん、あなたに神のお恵みを』

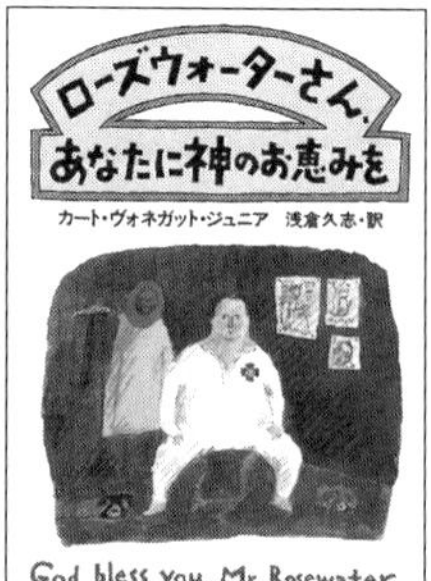

早川書房（ハヤカワ文庫）
1982年、756円（税込）

大金持ちの四代目エリオット・ローズウォーターは、故郷のインディアナポリス州ローズウォーター郡で慈善事業をはじめる。古い建物の二階に「ローズウォーター財団事務所」を構えて、町の人たちからの電話相談を始めたのだ。エリオットがしようとしたのは、「ろくでもない」すべての住民を助けることだった。妻のシルヴィアもこの事業に付き添うが、やがて心を病んでしまう。

精神病院での入院治療後にふるさとフランスに戻ったシルヴィアは、エリオットの「更生（役に立たない慈善事業をやめて元の実業家青年に戻る事）」を願う父リスター・ローズウォーター共和党上院議員たちに呼び出される。集まった人たちは、エリオットが事業をしている理由を理解することができない。彼らはエリオットが精神を病んでいると思い込んでいるのだ。

そんな彼らにシルヴィアはこういう。

「エリオットがああするのは正しいことです。あの人がしているのは、美しい行為です。ただ、わたくしは、もうあの人のそばにいてあげられるほど強い人間でも、よい人間でもありません。わるいのはわたくしです」

ローズウォーター上院議員はいう。「エリオットがめんどうを見てやっているあの連中に、一つでも取り柄があるなら教えてくれんか」

シルヴィア「いえません」「秘密なことですから」

それでも…とせがまれ、ついにシルヴィアは「秘密」を公開する。

「その秘密は、あの人たちが人間だということですわ」シルヴィアはそう言いきり、ちらとでも理解の表情にめぐりあえないかと、一同を見まわした。そんなものはどこにもなかった。だしぬけにシルヴィアは席を立ち、バスルームにとじこもって泣きくずれた。（八四ページ）

この本のテーマは、「隣人愛」である。よき隣人であることがいかにむずかしいことであるか。この本はそれをめぐって書かれている。そして、隣人愛をめぐる絶望と希望について書かれている。

＊

古ぼけたビルの二階にある小さな財団事務所。ここでエリオットは毎日休むことなく電話相談に応じている。電話がかかるとエリオットはこういう。「ローズウォーター財団です。なにかお力になれることは?」

自殺したいという男からかかってきた電話のシーン。男は電話ボックスに貼ってあるローズウォーター財団の黒と黄色のステッカーをみて電話をかけてきたのだ。

「あんた、面白半分にあんな看板を出してるのかね、自殺しようって人間を相手によ」「きみは自殺するつもりなのか?」「だとしたら、どうなんだい?」「ぼくは、自分の発見したなぜ生きつづけるかというすばらしい理由を、君に話すつもりはないよ」「じゃあ、なにをするってんだ?」「きみに値をつけてもらうのさ。きみがもう一週間だけよけいに生きるために、これだけは欲しいという、ぎりぎり最低の値段を」

沈黙が降りた。

「聞こえたかね?」「聞こえた」「もしきみが自殺する気がないのなら、すまないが電話を切ってくれないか。ほかにもこの線を使いたい人は大ぜいいるんでね」「あんたの話は調子がくるってる」「自殺したいといったのは、きみなんだよ」「もしおれが、百万ドルくれなきゃ来週いっぱい生きられない、といったら?」「ぼくは、『さっさと死ね』というな。千ドルといってみたまえ」「千ドル」「さっさと死ね。百ドルといってみたまえ」「百ドル」「やっということがまともになってきたな。こっちへこないかね。話しあおう」（一二〇ページ）

エリオットの「隣人愛」はこのように行われている。エリオットは大金持ちであるが、背広は一着しかもっていない。風呂にはめったにはいらないし、着替えもしない。大酒のみである。エリオットの事務所や風体がなぜみすぼらしいのか、なぜ彼は大酒を飲むのか。なぜシルヴィアは自分を責めつつ逃げ出したのか。読者はこの問題を考えることになる。そして「隣人愛」の重さに気づく。

ごまかすことなく「隣人愛」に向き合えば、人はこのような険しさを避けられないとヴォネガットは示したかったのかもしれない。おおげさかもしれないが、たとえばイエスキリストの生涯、親鸞上人の生涯などと共通する重圧と苦悩が、形こそちがえここに描かれている。

それでもここには、重圧の中でよき隣人たることを続けていくための知恵がえがかれている。燃え尽きない、逃げ出さないための知恵、現実的な対処の知恵の一端が、戯画的ではあるが紹介されている。そのことの意義は大きい。「人生のSOSには、高邁な理念によって対応するのではなく、具体的でほどほどの助けをもってすべし」という教訓である。「人生のSOSにかかわるもの、エリオットに大いに学ぶべし」と言いたい。

＊

エリオットもついに精神を病み、精神病院に入院する。そんなエリオットのもとにローズウォーター上院議員はエリオットが尊敬するSF作家・キルゴア・トラウトを探し出して連れてくる。トラウトはエリオットにいう。

「エリオットさん、あんたが有志消防団に献身的な奉仕をしたのも、やはり実に健全なことなんですよ。なぜならば、火災警報が鳴りひびいた瞬間から、もうアメリカではほとんど見られなくなった熱狂的な愛他行為が、そこに展開されるからです。消防士は、相手がどんな人間だろうと関係なく、救出に行きます。そして経費をかえりみません。町一番のろくでなしのろくでもない家が火事になっても、日頃の仇敵が火を消しにきてくれるのです。ろくでなしが灰の中をかきまわして、ろくでもない品物の残骸を探していても、消防団長からじきじきに慰めの言葉をかけてもらえるんです」

トラウトは両手を広げた。「つまり、そこでは人間が人間として扱われている。これは、めったにないことです。そこからわれわれは学ばなくちゃいけません」(二八九ページ)

「消防」が「隣人愛」のもうひとつの理想的な形であることがわかる。エリオットはローズウォーター郡に高性能の消防車と火災警報システムを寄付し、自らも有志消防団に加わる。彼は財団事務所に住民のよろず相談用の「黒い電話」と火災通報用の「赤い電話」を備えている。

赤い電話が鳴ると全身を緊張させて電話をとり、町中に火災警報を発し消防にかけつける。

エリオットの消防へのこだわりは、彼の戦争時代のトラウマに関連して描かれているが、それだけではないことがここで明かされる。彼の慈善活動との深いところでのつながり、エリオット自身も意識していなかったつながりがトラウトによって謎解きされる。

消防のようなわけ隔てのない隣人愛、消防のような「熱狂的な愛他行為」。それがいかにして火災という非常時ではないときにでも可能なのか。この本はそのことをめぐる問いと答えである。

私は、この小説が好きで生涯を通じて何度も読みつづけている。今回の読書では、しかし、ヴォネガットにたいする異論も見えてきた。それは彼の描く「ろくでもない相談者」たちの姿である。私の知る「相談者」は彼の描く人々よりもずっと魅力的である。だから私はエリオットほどの孤独も絶望も消耗もなく、ほどほどのアルコール量で「人生のＳＯＳ」に対応している。（傲慢な言い方になっていたらヴォネガット先生ごめんなさい）
私の出会う相談者は、もっと自由であり、誇り高く、偽善を見抜く目があり、納得しないことには反抗する。
一方ヴォネガットの登場人物はどの人も本当に「冴えない」。もちろんヒーロー・ヒロインを描かないことが彼の小説の重要ポイントであり、冴えない救世主を描くことがこの小説の目的でもある。ただ、そのために、どの登場人物も個性は際立っているのに、冴えない・擦り切れた・俗っぽい・手あかがついた・希望のない・疲れた人物として半ば滑稽になかば悲劇的にえがかれているのだ。寓話としてはこうするしかないのかもしれないが、読者はこのことには注意しておいた方がよいのではないかと思う。

それにしても、ここで描かれる人々は、今でいう「勝ち組・負け組」の二極分化社会のカリカチュアである。既にアメリカは一九六〇年代からこのような社会に陥っていたということか、はたまたヴォネガットの時代を読む力があまりにも早かったということなのか。

第2部
精神科病院をめぐる諸問題

相模原事件について精神科医療の現場から考える（2017年）

はじめに

私は、二〇一六年七月に起こった相模原市津久井やまゆり園入所者殺傷事件（以下、相模原事件）にとても強い衝撃を受けました。いままでにも障がい者や精神科患者が被害者や加害者となった事件はありましたが、今までの事件とは異なる衝撃を、今回の事件からは受けました。しかも、衝撃のやってくる方向が一方向に留まらないことを感じ、戸惑いました。事件以来、自分の責任として、自分の現場から、この事件について考察し記述しなければいけないと、義務と責任を感じています。書くことはとても心が重いですが、書かないといけない、向き合わないといけないと強く私に迫るものがあります。

この事件のあと、たくさんの精神科関係者が事件について書きました。このような事件の場合、お決まりのように加害者の精神状態や「事件をどう見るか」というコメントが「専門家」から発信されますし、多くの人がそのような「分析」を期待しているように思います。しかし私が書きたいのはそのようなことではありません。容疑者のことと津久井やまゆり園のことも当然ながら書きますが、主題はあくまで私と私を取り巻く精神科医療のことです。決して第三者的には書かないことを自分に課しながらこの文章を書きたいと思います。

介護の現場で煮詰められた「思想」

事件の容疑者は、自分がかつて三年間勤務した知的障がい者施設・津久井やまゆり園の入所者を殺傷しました。彼は、障がい者の介護をしながら、「障害者は人間としてではなく、動物として生活を過ごしております」「障害者は不幸を作ることしかできません」「障害者を殺すことは不幸を最大まで抑えることができます」（容疑者が大島理森衆議院議長にあてた文書）という「思想」を煮詰めていき、それを表明し、実行しました。

事件直後にこの事実を知った私は、「福祉の現場で働いているのに、どうしてこのような極端な考えを持つにいたったのだろうか」「彼からこのような考えを聞かされた上司や仲間は、どうして彼を諭さなかったのだろうか」という疑問を持ちました。衆議院議長に文書を送るという極端な行動に至る以前に、職場内で彼のそういったことばやふるまいが見受けられることは、少なからずあったのではないでしょうか。何の前触れもなく、このような考えや行動が突如表明されるとは私には考えられません。どんなに鈍感な上司でも同僚でも何か気が付くことがあったのではないでしょうか。「お前、思い詰めていないか」「疲れてないか」「仕事がつらくないか」などと声をかけた人はいたのでしょうか。想像にすぎませんが、そういう人間的な交わりがきわめて乏しい中で、彼の「アピール」(そこには極端な「思想」だけではなくSOSも込められていたのではないでしょうか)は誰にも受け止められずに、空転しながら、過激な「思想」として、孤独に、陰鬱に拡大していったのではないでしょうか。

事件後、施設の様子が少しずつ明らかになるにつれて、私は「福祉の現場で働いているのに」ではなく、「福祉の現場で働いていたから」容疑者はこのような考えを持つに至ったのではないかと疑うようになりました。報道されている彼の経歴をみると、やりがいを求めて障がい者介護の仕事を選んでいるように思われます。また入職当初に先輩職員による入居者への暴力的行為があり、彼はそのことに憤慨していたという友人の証言が報道されています[1]。このような感性を持った人が、なぜ事件のような思想をもつに至ったのか、私たちはそこをこそ考えないといけません。想像でしか言えませんが、福祉の仕事に何らかの夢とやりがいを求めて飛び込んだ若い人が、意欲を育まれるのではなく、逆に激しく絶望してしまうような何かがあったのではないかと思われるのです。

障がい者の地域での生活介護をしている深田耕一郎氏は、「加害者は施設の外側からではなく内側からやってくる」という長期間施設に入所していた女性のことばをあげ、容疑者は障がい者介護施設で働いていたからこそ事件を起こしたという、私と同様のことを指摘しています(2)。少し引用します。

「おそらくこの事件は内部を知る職員でなければ引き起こされることはなかった。それは施設の経路や人員配置を熟知しているという意味ではなく、彼が施設職員として重度の障害を持つ人びとの生に直面し、介護の実際に触れて、持ちうる実感があったからこそ、このおぞましい行動に駆り立てられたのだ。手紙にある言葉も施設の内側を知る者でなければ感得することのできないものだろう。」「『加害者は施設の外側からではなく内側からやってくる』。幼少時から障害者施設に入所していたというある女性はこのように語った。彼女の言葉によれば、一般に施設では職員による利用者への虐待が日常茶飯事に起こる。」「あの職員に殺されるのではないか。子どもたちの脳裏にはそうやって職員の顔が次々に浮かぶのだという。……まさにこの言葉通りのことが起こってしまったのである。」「ここには施設が持つ構造的な問題が明らかになっている。端的には職員の虐待と言う問題があるわけだが、職員は最初から虐待をするために施設に勤めたのではない。限られた人員で過重な労働を強いられるうちに、職員は肉体的・精神的に追い込まれていく。蝕まれた精神は必ず弱い者への暴力となって現れる。虐待は個人の問題ではなく構造の問題である。」

このように、職員による虐待や暴力は、施設が本質的に内在させている構造的な問題であると説明し、その延長上に今回の事件が起こったと指摘しています。彼はさらに踏み込んで、施設における虐待・暴力を成り立たせている社会構造も俎上にあげて検討します。

「そしてこれは施設の構造の問題というだけでなく社会の構造の問題でもある。なぜなら『外側からではなく内側からやってくる』とはつまり、外側＝一般社会の人びとは障害者施設のことを何も知らないことの裏返しでもあるからだ。」

私は、この深田氏の指摘は「施設」と言う場所の本質を鋭く突いた指摘であると思います。障がい者が働く通所施設の理事をしている五十嵐正史氏は、自立支援法の成立以後、福祉の世界に営利性が強く持ち込まれるようになり、その結果福祉の現場が変質したことを事件の背景として挙げ、次のように述べています。

「植松容疑者の凶行は、障害者自立支援法により導入された、障害者を支援や訓練の『成果』のみに特化して評価するシステムと、それを単に記録し計算し利益を上げコストを省くことが出来る職員と運営者のみがいれば良いという価値観、思想と関連があると結論出来るのではないか。そしてその価値観と思想が、日本と世界が共に？　長年積み上げて来た障害者福祉を根こそぎ引き抜いた後の荒野で、植松容疑者の凶行への意志は萌芽し、育ち、ついに実行されたと言えるのではないか？　最大限の嫌味を持って言えば、植松容疑者とは、障害者自立支援法精神が生み出した最凶の成果ということになるのではないか？」。

見てきたように、今回の事件を、容疑者個人の問題に帰することで「解決」することはできません。日本の障がい者ケアのありかた、入所施設が内在させている暴力性、それを成り立たせている社会の無関心、障がい者福祉の世界に採算性・営利性を激しく持ち込んだ自立支援法などが私たちに問われているのであり、事件を考えるとは、そういう諸問題に照らして自分の現場、自分の仕事を点検し語るという作業です。五十嵐氏は、「自分がこの事件について考える際の立脚点は、何度も書いたように植松容疑者がこの凶行を福祉の現場で働く中で企てたということ、日本の社会福祉の現場でこの凶行は謀られ実行されたという厳然たる事実である。そこからわずかでもぶれることを、福祉で飯を喰らう者の矜持として私は自分自身に許さないつもりでいる。」と書いています。(3)　私は、この姿勢に強く共感します。私が働く精神科医療の現場も、同様の問題と歴史を内在させています。以下、精神科医療の現場からこの問題を考えてみます。

福祉施設・精神科病院という場所

津久井やまゆり園に限らず、福祉施設は働く人たちの意識、意欲、理念によって、全体を包むムードが大きく変わる場所であるように思います。障がい者を大切にし、介護することに誇りと喜びをもてる施設であるのか、逆に、障がい者を見下したり、からかったり、時には虐待や暴力もあるようなすさんだ施設であるのか。この差は、実はそんなに隔たりがありません。昨日まで意欲とやりがいと笑顔に満ち溢れていたはずの現場が、ある時からすさんだ場所に変質する。そのような危うさがいつも私たちの現場にはあります。私たちと書きましたが、それは私の働く精神科医療の現場と事件が起こった福祉施設の現場が同じ位置にあるからです。何が同じかというと、どちらも収容施設として出発したという成り立ちです。どちらにも、当事者のニーズではなく、周囲の人たちのニーズで設置されたという歴史があります。さらに精神科の場合は、治安対策としての役割を国家から期待される側面もありました。

このような出発点であるため、福祉施設も精神科病院も、「福祉の場」「治療の場」にしていく努力を意識的にし続けないと、当事者のための施設ではなく、家族や地域社会、ひいては国家のための場所に転落する危険が常にあります。本来、当事者と家族の利益は対立するものではないし、理想的な社会では当事者の利益と社会の利益も一致するものであると思いますが、残念ながら現実にはそうではありません。本人の利益と周囲の利益が対立する場合、周囲の意向の方を優先して入所・入院が決められることの方が多くありましたし、今もあります。そこから、本人のための福祉や医療を取り戻すことが私たち福祉・医療関係者に求められ、福祉・医療にかかわる多くの人が努力を積み重ねてきました。私も反省と試行錯誤を繰り返しながら、病院を「治療の場」「当事者のための病院」にする努力を自分なりに積み重ねてきました。しかし「関係者の努力で精神科医療はよくなった」と胸を張って言いきれないところがあります。精神科病院の「収容所性」を乗り越えることができていないといえばよいでしょうか。むしろ、積み重ねてきた成果は、ちょっとしたきっかけで崩れてしまうような脆弱なものであるという現実があり、今回の事件があらためてそのことを私たちに問いかけているように思います。

五十嵐氏は、今回の事件にふれて、「元福祉従事者であった植松容疑者が一九人の障害当事者の命を奪ったこの事件によって、日本の障害者福祉の絶望を（勝手に）体現し、すでに瀕死のハリボテ状態であったそれをいともたやすく破壊したのではないかというイメージを持って」いると書いています。[3] 私もまったく同様の感想を持っています。私の現場である精神科医療も、まさに「瀕死のハリボテ状態」であり、そのことを直視することからしか今回の事件が問いかけているものに応えられないと思います。

「患者さんの利益になること以外の目的で医療をしない」という倫理

あとで具体的に述べますが、私は自分の未熟さによる様々な苦い経験の反省として、「患者さんの利益になること以外の目的で医療をしない」ことを私自身の倫理として自分に課しています。当たり前ではないかと言われそうですが、精神科の現場では簡単なことではありません。精神科病院は長年、患者さんの心を支える場ではなくて、問題のある人を閉じ込める場所として機能してきました。精神科医はその中心としての働きを担います。その権限を法的に担保するために、精神科医師（指定医師）には対象者の意志に反して入院治療を行いその人の自由を制限する権限が国家から与えられています。しかし忘れてはならないことは、この権限は「患者の利益に寄与する場合にしか認められていない」ということです。逆に言えば、家族や関係者の安全や利益のために強制入院や行動制限の権限を行使してはならないということです。このことを忘れると、私たちの仕事は、苦しんでいる人の心を支える仕事から、問題を起こす人を閉じ込める仕事に変質してしまいます。この変質が引き起こすものは、利用者への虐待に留まりません。変質を受け入れた自分自身の誇りの喪失、そして周りの職員の絶望、それも精神科医療そのものに対する絶望を引き起こしかねません。

しかし残念なことに、この倫理はいまだ十分に守られたことがなく、意識されることすらなく、精神科医療は変質を続け、いまだに脱却できていません。私自身も、この倫理を意識するようになったのはそんなに以前ではありません。たくさんの過ちを犯し、患者さんや周囲の人を助ける立場であるはずなのに、逆の結果になったことに対する後悔の念を持つことが少なくありません。気付くのが遅いと言われるかもしれませんが、試行錯誤の末「患者さんの利益になること以外の目的で医療をしない」というごく当然のことに気が付くようになり、今はこのことを絶えず自分と周囲に問いかけながら仕事を続けています。

もし、このような歩みがなかったとしたら、私は精神科医療に絶望し、仕事に誇りを持てなくなっていたかもしれません。別の世界で生きていくか、居直って誇りを持てないまま患者さんの利益にならない「仕事」を続け、害悪を拡大させていたかもしれない。そして私の絶望や居直りが周囲の人々、とくに希望を持ってこの世界に飛び込んでくる若い人たちに失望・絶望を与えていたかもしれません。このような危険性は、精神科医療では常に隣り合わせです。冒頭にも書きましたが、このことと相模原事件は深いところでつながっていると思います。三〇年以上もこの仕事をしてきて、今頃このようなことを書いているのはとても情けないと思いますが、書かないよりは良い。そう思って、私のたどってきた精神科医療の歴史をもう少し続けます。

イソミタール入院

ふりかえると、「患者さんの利益になること以外の目的」で「医療行為」をしてきたことが多々ありました。もちろん、意図して虐待をしたり意図して貶めたことはありませんが、熟慮せずに、状況に流され、結果として患者さんの利益になるという確信をもたないままの強制入院や行動制限をすることが多くありました。私が精神科医師になったのは一九八三年です。二年弱大学病院で研修した後、大阪府の単科精神科病院で常勤医師として勤務しました。当時精神科の入院は措置入院と同意入院の二種類でした。同意入院の「同意」は患者の「同意」ではなく、保護義務者（主に家族）の「同意」でした。私の勤めた病院は、開放病棟があり、自分から希望して入院する人もたくさんいましたが、長期入院の患者さんのカルテを見ると、ほとんどの人が強制的な入院でスタートしていました。

イソミタール入院というものがありました。強い睡眠作用をもつイソミタールという薬物を静脈注射して患者さんを睡眠状態にし、眠っている間に病院に移送して入院させるというものです。家族から入院の依頼があると、医師と数名のスタッフで患者さんの自宅を往診し、注射をして連れてくるのです。私が勤務したころにもこのやり方が残っており、効果的で安全な注射のやり方などを研修の一環として指導されました。「血圧を測り『血圧が高いから注射しよう』といって手を出させて注射をすればよい」と教えてくれたベテラン看護師もいました。

あるとき先輩医師から、「自分の患者が再発して通院中断している。家で家族に威圧的になっているらしいから、君が往診して患者を連れてきてほしい」と頼まれました。不安がいっぱいでしたが断れず、また自分の中でも医師としてそれくらいのことはできなければいけないという、今にして思えば間違った気負いがあり、往診に行きました。顔も見たことのない新人医師が来て病院に行きましょうと言われ、はい、わかりましたと了承する人の方が珍しいと冷静に考えれば思いますが、案の定、患者さんは病院に来ることを拒否しました。長時間説得しましたが、拒否が続きました。このまま帰ると、医者を呼んだ家族に攻撃が向き大変なことになりかねないと危惧した私は、「最後の手段」と考えてイソミタールを注射し、患者さんを移送しました。当然、注射の時には患者さんは激しく抵抗し、私たちは三人がかりで押さえつけて注射をしました。

入院後、先輩医師は、「自分が頼んで往診に行ってもらった。病気が悪化していたので入院は仕方なかったと考えている」と私を交えて患者さんと話してくれました。しかし、私の中には、「これでよかった」と思えないものが残り、複雑な気持ちが続きました。患者さんにひどいことをしたという思いと、ではほかにどんな方法があったのか、どうすればよかったのか、断ればよかったのか、患者さんを連れないで戻ればよかったのか、など数々の疑問が浮かんでは消え、結論の出ない自問自答を続けました。今から思えば、「精神科医療」による一種のトラウマのような状態でした。それまでにも、鉄格子、鍵のかかる鉄の扉、狭い畳部屋に所せま

し と敷かれた布団、便器のそばで食事をとらないといけない保護室など、精神科からの「トラウマ」はたくさんありました。よりよい精神科医療を求めて、使命感と情熱をもってこの仕事を選んだ私は、悲惨な状況にひるんではいけない、逃げてはいけないと自分を鼓舞しながら、人の嫌がる仕事も率先してすることが自分の使命であるというような、ある意味いびつな使命感を持っていたように思います。しかし、自分が手を染めたイソミタール入院の衝撃は、それまでの衝撃とは異なるものでした。

私の変化

私がイソミタール入院をしたのは、この時が最初で最後です。「これでよかった」「仕方なかった」と自分を捻じ曲げて正当化しようとする心の動きとなんとか格闘しながら、私はイソミタール入院、ひいては精神科の入院についてこだわって考えました。

当時の精神科雑誌に「空振り往診」を推奨する論文が掲載されました[4]。渡辺博先生と三上昭広先生という北海道の精神科病院の医師が書いた論文です。確か医局会で読み合わせしたと思います。今から考えると驚くような話ですが、「空振り往診」つまり、入院させるために患者さんを連れてこない往診、「収容」を前提としない往診が、斬新な試みとして論文になるような状況だったのです。そこには、周囲からの往診依頼があったときに即座に入院をさせるのではなく、「空振り」往診を重ねると、そのうち患者さんが医師のことばを受け入れてくれて、勧める薬を飲んでくれたり、自分から受診するようになり、ひいては病状も安定するという実践報告が書かれていました。今回あらためて論文を探して読み直してみましたら、今でも十分説得力のあることがたくさん書かれていました。少し引用します。

「『早期発見、早期治療のためには、病識が無く受診を拒否する分裂病者には強制的な手段を用いても即刻入院治療をすべきである』という考えが、我が国の精神科医療の中になお根強く残っている。以前に私もこの考えに少しの疑問さえ抱かず、またそうすることが精神科医師の使命であるとさえ感じていたのである。しかし、今になって私はこの考えに対しておおいに懐疑的であり、またそう信じて行ってきた過去の医療が悔やまれてならない。」「私共が訪問・往診の対象としてきた分裂病者とは、家族とも会話せず自室に閉居し続けたり、妄想の中で日常生活を送り、家族の要請にも受診を拒否し続けるため、従来であれば『収容』を目的とした往診の適応とされたかもしれない人たちである。」「初めから服薬などの治療への導入を促そうとせず、いわんや『入院を強制せず』、根気よく何度も何度も訪問を繰り返しながら、他人からの援助を拒み続けている人が恐る恐る私共に心を開いてくれるのを気長に待つということである。」「訪問先においても、患者が入室を拒否すれば、次回の訪問を告げるだけで、あっさりと帰途につく。」「私共は、この『空振り』の訪問こそが訪問援助の鍵とさえ考えている。」「私共が彼等の心の中に土足で踏み込むようなちん入者ではないことを彼等が確認できた時に、はじめて面会が可能となるような気がしているからである。」

私はこの論文を参考にして、「最初から強制入院ありき」で往診することをやめるようになりました。ただし、激しい暴力など緊急性の高い場合や、家族の話から「空振り往診」が難しそうな場合には、初回往診で病院に来ていただくこともありました。ただしその場合でもイソミタールは使わず、抵抗がある場合には、複数のスタッフで誘導したり、体を抱えて車に乗ってもらいました。その場合、私が先頭に立って体を使うことを自分に課していました。イソミタールで眠らせて入院するよりは、身体を張って入院してもらう方が、まだしもこちらの意気込みが伝わると思ったからです。イソミタール入院は卑怯なやり方だという思いがありました。

一九九三年、医師になって一〇年目ですが、『精神科治療学』という雑誌に星野弘先生が「治療覚書・分裂病治療の経験」の隔月連載を始められました。[5] 星野先生の実践はどれも具体的で、わかりやすく、納得のいくものでした。ただし簡単には真似ができないものでした（その後たくさん出されたマニュアル書とは一線を画すものです）。私は、星野先生の連載を読みながら少しでも先生に近づきたいと思い、その理論的な支柱である中井久夫先生の論文や、さらには中井先生が引用・紹介している著者、サリヴァン・バリント・ウィニコット・コンラッドなどの論文も次々に読みました。そうしているうちに、統合失調症の奥の深さや、「ヒダ」みたいなものが少しずつ理解できるようになりました。そうすると不思議なもので、患者さんとの対話がやりやすくなりました。それまでは気負ってばかりいて患者さんと「対決」するかのような治療姿勢でしたが、しだいに「ともに歩む」治療スタイルに変化したように思います。

このような自分自身の統合失調症理解の深まりと、精神科病院を取り巻く状況の変化が重なり、強制入院をする際にも、その必要性を患者さんの利益という側面から説き、できるかぎり合意を得るようなスタイルになりました。患者さんを取り巻くトラブル（病気に起因する興奮・自傷・他害・喧嘩・口論・放浪など様々な事態）が私たちの下に持ち込まれた時に、精神科病院にともかく収容することで「解決」を図るというそれまでの考えから、トラブルの原因になっている患者さんの病理と苦悩を理解しそれに共感することから始めるという考えに変わりました。そのような視点からの説明は患者さんに受け入れてもらいやすく、入院が必要な場合にも、私がその必要性と予想される利益を説明しますと、重症と思われる方でもかなりの割合で受け入れてくれました。

このようにして私の視線は「家族・社会・国家」から「当事者本人」に移っていき、「患者さんの利益になること以外の目的で医療をしない」という倫理規定は、私の中でしだいに根付いていきました。本当に長い時間にわたる試行錯誤の末に、そして患者さんへの加害ともいえる「間違った医療行為」の犠牲の上に、ようやくこの倫理にたどりついたといっても過言ではありません。

相模原事件に対する責任

精神科医療に夢とやりがいを求めて飛び込んできた若い人たちを、失望させない内実を私たちは持っているのかと、改めて問わなければなりません。たどってきたように、精神科病院も福祉施設も「収容所」として出発した歴史があります。それゆえに、たえず自分たちの仕事に対する点検を続け、理念を磨いておかないと、「収容所性」が幅を利かせます。「収容所」では、人間関係は上から下への一方向となり、治療者と利用者がともに成長するような対等な対話が育まれることがありません。機械を扱うような冷淡さ、能率のよい管理だけが追求され、そういうことができる人が評価されるようになります。このような日常を「仕事」と勘違いすると、喜びややりがいが急速に失われ、寒々とした現場となります。

これは当事者にとっては虐待に近いものですが、働く者にとってもつらいもののはずです。特に、夢とやりがいを求めてこの仕事を選んだ人にとっては、落胆と失望がより深くなるはずです。新鮮な気持ちで飛び込んだ人が、悲惨な状況を目の当たりにすると、当然のことですが、疑問と葛藤を抱きます。イソミタール入院のトラウマにあった私のようなものです。疑問を感じた若い人がそれを表現することができず、結果として現状のひどさに目をつぶりながら仕事を続けてしまうと、転落と悲劇が起こります。どうなるかというと、まず対象者への敬意が薄れます。上からの視線でしか見えなくなります。何故かというと、そうしないと働き続ける意味を見いだせないからです。事件の容疑者が書いたように「人間としてではなく、動物として生活を過ごしております」という見え方しかできなくなるのです。

しかし、入所者への敬意の喪失はそれだけにとどまりません。やがて共に働く仲間への敬意を失うことになり、ひいては自分自身への敬意をも失うことになります。このような環境で、植松容疑者の「思想」は醸成されたのではないかと想像します。誤解を恐れずに書けば、彼の殺意は「悲惨な状況に目をつぶって働き続けるのではなく、いっそのこと自分の手で決着をつける」「『生気の欠けた瞳（容疑者が衆議院議長にあてた文書にある表現）』をして働いている施設職員と同類にはならない」という彼の（身勝手な）自尊心、（見当違いの）責任感の表明であったのかもしれません。

それぞれの現場で、若い人の疑問や葛藤を受けとめ、共に考えて望ましい方向に向けて舵を切っていける柔軟な場所であるのかどうか問われています。現場には、毎日のようにいろいろな相談が持ち込まれ、いろいろな出来事がおこります。これがベストという理想的で安定した模範解答はありません。そのつど対話を重ねて、望ましい方法を考え、当事者と周囲の人の双方が納得できる折り合い点を根気よく見つけなくてはなりません。日々の臨床はこのような実践の積み重ねであると思います。先ほど引用した深田氏は「ケアとはかかわりを通して『あなたはどのような人間か』と常に問われる実践である。」と書かれています。精神科医療もこれと全く同じです。私たちは、いつも「あなたはどのような人間か」という利用者からの問いかけに対し、医療実践を通してそれを表現し、相手との対話を通して自分を検証し、自分を磨いているのだと思います。同じことを星野弘先生は、「人間を処方する」「自分自身を処方する」という表現で示されました(5)。

私は、この事件以後、今まで以上に、自分の現場（とくにその理念と誇り）を大切にしないといけないという意識が強くなりました。幸いなことに、現在の私は、（医療法人として活動している限りの制約はあるものの）患者さんの利益のために医療をすることができているとの自負をもちながら働いています。病院の利益と患者さんの利益がどうしても一致しない時は、迷わず患者さんを優先します。夢と希望を持ってこの世界に入ってきてくれた若い人を失望させないようにしたいと願っています。疑問・質問・要望に対しては誠意をもって答え、答えにくい質問であればあるほど、逃げたりごまかしたりしないようにしようと心がけています。意見が異なるときこそ、より理解が深まる機会ととらえて、お互いが納得のいくまで話し合う。そういう現場を目指して働いていきたい。それがこの事件に対する私なりの責任の引き受け方ではないかと思っています。

おわりに

この事件が投げかけたものはこれだけではありません。「衝撃のやってくる方向が一方向に留まらない」と冒頭に書きました。今回書ききれなかった課題がまだいくつも浮かびます。

一つはナチスドイツによる障がい者殺害です。今回の事件でさらに知られるようになりましたが、ナチスドイツは国家プロジェクトとして精神障がい者、身体障がい者、知的障がい者、てんかん患者などを殺害しました。「障害者は不幸を作ることしかできません。」「障害者を殺すことは不幸を最大まで抑えることができます。」という植松容疑者の考えは、ナチスドイツの障がい者殺害の「理論」とつながるものがあります。ナチス時代の記録を読むと、当時たくさんの医療関係者が殺害に積極的に協力しました。私の同業者です。なぜ、ほかならぬ医療関係者が患者を殺害したのか。このことは今一度十分に考えなければなりません。決して過去のことではありません。

二つ目は精神障がいと犯罪についての現在の制度についてです。今回の事件をきっかけにして次のようなことを考えるようになりました。もし、私が担当している患者さんが重大な事件を起こしたら自分はどうするか。もし、自分に重大な殺意をほのめかした人がいたら自分はどうするのか。もし、措置入院で事件の容疑者のような人が入院してきたらどうするのか。これらも、私がこたえていかなくてはならない問いかけであると考えています。

三つ目は、危機にある人がより弱い人に怒りを向ける社会状況です。ヘイトクライムやレイシズムのやりきれないところは、それをあおる人たちに同調する人の多くが、自分自身も攻撃・虐待される側に転落するのではないかという不安を持ちながら、人を攻撃・虐待する側に立っているという状況です。いじめが社会問題となってから長い期間が経ちますが、いじめはもはや子どもの世界のことではなく、社会全体が同じいじめ体質、いじめ構造を抱えています。社会全体が、不安と恐怖に圧倒され、誰かを攻撃せずには自分が安心できないといった状態になってきているのではないかという気がします。社会全体が「瀕死のハリボテ状態」のようです。このような状況では、特定の誰か、特定の何かをターゲットにして問題の解決を図ることが、より事態を見えにくくさせます。そうしたくなる衝動に耐え、安易な対策をよしとせず、毎日考え続けて、自分の現場と照らし合わせることです。毎日出会う患者さん、家族の方、同僚、仲間、読者……。たくさんの人たちと語り合って、自分の思想を紡ぎたいと切に願っています。

〔文献と注〕

(1)東スポWeb：二〇一六年七月三一日［障害者殺傷］就職当初は同情していた植松容疑者が別人になった理由とは
(2)深田耕一郎「介護者は『生気の欠けた瞳』をしているのか」現代思想、二〇一六年一〇月号
(3)五十嵐正史「相模原事件についての所感および論考」特定非営利活動法人 あまのはら（トップページ）http://www.amanohara.org/
(4)渡辺博・三上昭広「訪問・往診―受診拒否患者の治療への導入」日本精神科病院協会雑誌六巻三号、一六六―一七一ページ、一九八七年
(5)連載を単行本化したものが『新編・分裂病を耕す』二〇一七年（日本評論社）、『精神病を耕す』二〇〇二年（星和書店）

相模原事件の社会的背景
――「野宿者という『境界』を越えて」に寄せて

はじめに

本論では、相模原事件の社会的背景について考察します。前章の「おわりに」でふれましたが、この事件は被告青年の個人的な問題に還元して済ませてはならない大きな問題をはらんでいます。事件は現代日本の社会病理と密接なつながりがあります。端的に言えば「分断社会」と「弱者に対する排除と攻撃」という問題です。月刊保団連二〇一七年七月号は「分断社会を超えるために」という特集を組み、特集を組んだ意図を次のように説明しています。「行き過ぎた市場主義、新自由主義経済の帰結として、さまざまな場面での格差が広がり、政治に対して、あるいは国民同士で、不信感が募り分断が生じ始めている。それは、ヘイトスピーチ、生活保護バッシング、ホームレス排除、障害者差別などとして現れている。」

時代の雰囲気とでもいえばよいのでしょうか、「過失を犯した人」や「迷惑をかける人」に対する過剰な非難がネットやメディアで満ち溢れています。それればかりか、非難される理由のない人たち、すなわち在日外国人・障がい者・生活保護受給者などへのいわれなき憎悪があからさまに、むき出しに語られるようになりました。その属性、その存在そのものが有無を言わせぬ攻撃の対象とされ、差別と憎悪があおり立てられています。分断・差別・排除・攻撃、これら一連の社会病理と相模原事件とは深くつながっており、私はそのことを何とかことばにしていきたいと考えていました。そんな時に出会ったのが、作家・木村友祐さんが先ほどあげた月刊保団連に寄稿された論考です(1)。以下詳述しますが、木村さんが取り上げているTBSテレビによる歪曲報道が示している社会病理は、相模原事件が示す問題と通底していると思えるのです。木村さんの論考を引用させていただきながら、昨今の社会状況と事件との関連を検討していきたいと思います。

TBS「白熱ライブ・ビビット」が描く虚像

彼がこの論文で取り上げているのは、TBSテレビが二〇一七年一月三一日に放映した情報バラエティー番組「白熱ライブ・ビビット」です。この番組では、多摩川河川敷に小屋を作りたくさんの犬を飼育している住民の一人Sさんを、「〝人間の皮を被った化け物〟ホームレス犬男爵」と呼び、おどろおどろしい字幕やイラストをつけて、あたかもSさんが危険な人物であるかのような報道をしています。木村さんによると、この番組は以前You Tubeにアップされていましたが、その後削除され現在は見ることができません。しかし、番組の詳細を上智大学の水島宏明教授がヤフーニュースで詳しく取り上げているので、検索すれば内容を知ることができます。それに沿って番組を見てみると、Sさんが一七匹の犬を自分の小屋で飼育していること、中には放し飼いをしている犬がいること、狂犬病の予防注射をしていないことなどを、条例違反・迷惑行為として報道するという形でとりあげています。しかし、おどろおどろしい字幕やイラスト、主題と関係のないシーン（Sさんの住まい近くに捨てられていた古いマネキン人形の首に、わざとらしくリポーターが躓く）など、問題を指摘するのには不必要な演出が過剰になされており、一見して報道が主なのではなく、視聴者の娯楽としての興味、怖いもの見たさの心理に訴えることを目的に制作された番組であることがわかります。しかも、この番組では「やらせ」があったことが、後に判明します。「取材」の前日、コンビニでSさんに弁当をご馳走しながら打ち合わせをし、ディレクターが近づいていく時にどなり声をあげるようにと依頼したというものです。Sさんが危険な人物に見えるように演出し、視聴者の興味をひくために意図的に虚像を作り放送したわけです。「ホームレスの人だからテレビを見ることも、苦情を寄せることもない、事実をねつ造してもばれることはない。」仮にそのような考えがあったとしたら、まさに野宿者に対する意図的なヘイト番組です。TBSは後に「やらせ」を認めて番組で謝罪しています。またＢＰＯ（放送倫理・番組向上機構）の放送倫理検証委員会でも「表現は不適切であり、放送倫理違反は明らか」と指摘され、局は番組で謝罪コメントを出しました。しかし、簡単な謝罪で済ませられるものではありません。人ひとりの尊厳と命がかかわっている問題です。木村さんはＴＢＳの報道姿勢をとりあげて、以下のように述べています。

「本当にやらせがあったことに驚くが、一つの疑問が残る。前日にコンビニで打ち合わせし、弁当をもらったというなら、そのときには番組の製作スタッフとＳさんとの間にある程度打ちとけた雰囲気が生れていたのではないか、ということだ。もしそうなら、彼らはその時に見たＳさんの素顔に迫ることはせずに、あらかじめ決まっていたイメージ通りの（常軌を逸していて怖い）野宿者像を伝える方を選んだことになる。全ては想像だが、人ひとりの困難な実際に寄り添うことよりも、憂さ晴らしをしたい視聴者のニーズを想定し、Ｓさんを素材として差し出した。悪意ではなく、単に要求に応える仕事として。自分の報酬を得るために、次から次へと面白そうなネタを食い散らかす業界のシステムに従っただけ。もしそうだとしたら、問題の本質に横たわる寒々しさを感じてしまう。」

私は、木村さんとは違い製作者の悪意と作為を感じますが、木村さんが言うように「悪意すら抱くことなしにシステマティックにやっている」と言えないこともありません。いずれにしても、製作者はSさんの素顔がわかっていたのにもかかわらず、事実を歪めて放送しました。野宿者のことをよく知らない人が抱きがちな「怖い人」「危険な人」という虚像を意図的に作り、誤解・偏見を正すどころか、逆に増幅させたのです。

歪められた実像

木村さんがこの番組とSさんのことを取り上げたのは、彼の小説『野良ビトたちの燃え上がる肖像』(2)の取材を通じてSさんと面識があったからです。木村さんが知るSさんは「白熱ライブ・ビビット」が作り上げた虚像とは正反対の人柄です。

「品のある穏やかな話しぶりで、捨てられた犬や猫を引き受け、彼らの食べ物を買うためにアルミ缶や廃材を集めて暮らしていることを教えてくれた。かつて河川敷に生えている木に首をくくって死ぬことを考えていたとき、当時飼っていたカラスが、普段はそんなことをしないのに珍しく自分の服をくちばしで引っぱった。そのときにSさんは、こいつはおれを引き止めているのだと感じて、自殺を思いとどまったのだという。」

「犬の数が増えたので寝場所にしていた小屋は犬たちに明け渡し、自分は段ボールで小さな小屋を作り、そこに毛布を敷いて寝ているのだという。」

このようにSさんは、捨て犬・捨て猫を見捨てることができずに世話をはじめ、捨てる人が多いためにたくさんの犬猫を飼育することになったというのが、ことの成り行きです。飼い犬・飼い猫を無責任に河川敷に捨てる人もいれば、彼のように見放すことができずに、自分の生活も顧みずに世話をする人もいる。人としてどちらが高いかは一目瞭然です。

木村さんがSさんと接してたくさんの犬猫を飼育しているいきさつを知ったように、TBSも「取材前日」の接触でこのこともおそらく知ることができたはずです。にもかかわらず、彼らは意図的に実像を歪め、虚像を拡散させたのです。

暴力と憎悪

なぜ、そこまでするのか。ジャーナリストの倫理観の欠如だけではすまされない、何かとてつもなく恐ろしいものを感じます。木村さんは次のように分析しています。

「番組のすべてを否定はしない。十何匹もの犬たちが狂犬病の予防注射を受けていないと聞けば、だれだって恐くなるだろう。また多頭飼い状態の犬たちの健康はどうなるのか。それらは対応すべき問題として確かにある。しかし、野宿者というただでさえ世間から眉をひそめて見られる存在、かつ法的に何にも守られずにされるがままの者を、強大な影響力をもつテレビが一方的に裁くのは、どこか集団リンチに似た陰惨さを感じる。」

「不法であることと近隣住民の不安を代弁するという『正義』を装いつつ、憂さ晴らしをするという娯楽ネタとして、野宿者を消費しているようだった。」

「人々の暮らしが逼迫し、不満が高まるにつれ、こうした抵抗のできない者への『正しさ』を振りかざした攻撃、異質なものを排除する風潮は今後、強まっていくだろう。TBSのモラルを欠いた番組作りは、その始まりではないかという危惧を感じている。」

『正しさ』を振りかざした攻撃」は、「ネット私刑」とジャーナリストの安田浩一さんが名付けた現象と酷似しています。世間を騒がした事件の加害者やその家族にむけて、事件とは直接は関係のない一般人から、激しい非難や攻撃のメールが殺到する現象です。安田さんの著書にたくさん実例が報告されています[3]。本来は自分で向き合うべき問題で生じた怒りやモヤモヤした感情を、「過失を犯した人」「迷惑な人」に向けて発散しようとする現象です。未熟で無責任な八つ当たりですが、当人は「正しいこと」をしていると思っているところが特徴です。殴ったり蹴ったりはしていないものの、これは正しさを口実にした暴力です。自分は反撃されない安全な場所にいて、よってたかって弱いものをいじめるリンチです。こういうことが、影響力の強いメディアで無自覚に行われていることが私は恐ろしいと思います。水島さんによると、この放送の後、Sさんの住まいへの投石・付近での放火が何件もあったとのことです。Sさんの尊厳のみならず、生命までもが危険にさらされています。

この問題は、水島さんなど背景を知る人がたまたま放送のことを知り、異議申し立てをしたためにTBSの謝罪とBPOの審査につながりました。しかし、もし彼らが気付かなかったならば、そのままであったでしょう。木村さんは「問題の本質に横たわる寒々しさを感じてしまう」と書かれていますが、私も同感です。人の尊厳、場合によっては生命をも傷つけかねない暴力、そして暴力をあおる得体のしれない憎しみが、私たちの日常に浸透してきています。

分かちあうのではなく奪いあう、助けあうのではなく憎しみあう、受け入れるのではなく排除する。冒頭に引用した『月刊保団連』の編集者が書いている諸問題（ヘイトスピーチ・生活保護バッシング・ホームレス排除・相模原事件に代表される障がい者差別）、これらの問題に共通する社会の風潮があります。人々の心の底にうごめく、「異なる」人たちへの憎悪です。なぜ私たちの社会はこのようになってしまったのか。いつからこのようになってしまったのか。そして、この暴力と憎悪にどのよう向き合っていけばよいのか。このことをいまこそ多くの人たちと語り合わなければならないと思います。

相模原事件にみられる憎悪と「正義」

相模原事件に私はとても強い衝撃を受けました。衝撃はひとつではなく、たくさんの方向からやってきました。その一つについて私は、「相模原事件について精神科医療の現場から考える」（本書所収）を書きました。被告の青年が、自身三年間も働いた施設の入所者を殺傷したのはなぜなのかという問いをめぐっての考察です。

今回木村さんの論文にふれて、衝撃のもう一つである「正しさと憎しみ」について考えています。報道から読み取れる範囲での推測ですが、被告の青年は、障がい者の殺害を「正しいこと」として実行したと思われます。事件後に公表された、大島理森衆院議長にあてた文書には次のように書かれていました。

「常軌を逸する発言であることは重々理解しております。しかし、保護者の疲れきった表情、施設で働いている職員の生気の欠けた瞳、日本国と世界の為（ため）と思い、居ても立っても居られずに本日行動に移した次第であります。理由は世界経済の活性化、本格的な第三次世界大戦を未然に防ぐことができるかもしれないと考えたからです。」

「戦争で未来ある人間が殺されることはとても悲しく、多くの憎しみを生みますが、障害者を殺すことは不幸を最大まで抑えることができます。」

殺人と傷害は弱いものへの暴力ではなくて、生きる価値のない悲惨な存在に死という救済を与え、国家と世界経済を助け、戦争を防ぐ英雄的行為として、彼の中ではとらえられています。

そして、政府首脳にそれを肯定してもらいたいという激しい願望がうかがえます。

「世界を担う大島理森様のお力で世界をより良い方向に進めて頂けないでしょうか。是非、安倍晋三様のお耳に伝えて頂ければと思います。」

「正義」「英雄」「権力者からの承認」への渇望と、弱者への憎悪・暴力とが表裏一体となっているのがこの事件の特徴です。この事件だけではなく、「正しさ」を振りかざした攻撃は、他者（とりわけ権力者）から認められたいという欲望と結びついているという特徴があります。安田さんは先ほど挙げた『ネット私刑《リンチ》』のほかにも、『ヘイトスピーチ』『ネットと愛国』といった著書に、その実例を書いています。[4][5] 他者から認められたいという強い欲求が、「在日特権を許さない市民の会」（在特会）のメンバーやヘイトデモに集まる人たち、ネットに攻撃的な書き込みをする人たちにも共通してみられることを安田さんは指摘しています。『ネットと愛国』から、在特会をやめた元会員のことばを引用しておきます。

「在日特権とかね、あまり関係ないように思えるんです。」

「地域の中でも浮いた人間、いや、地域の中で見向きもされないタイプだからこそ、在特会に集まってくるんです。ここで認められるのは簡単です。数多く活動に参加した者、街宣で大声を出した者、ネットでもなんでもいいから、とにかくネタを引っ張ってこれた者。それだけでいいんです。」

「朝鮮人を叩き出せという叫びは、僕には『オレという存在を認めろ！』という叫びにも聞こえるんですね。」

相模原事件の被告もまた「オレという存在を認めろ！」という鬱屈を持ち続けていたのかもしれません。とするならば、私たちに求められることは、認められたい欲求を持っている人たちを、社会から浮いた人として軽んじたり、弱い人として断罪することではなく、彼らに向き合うことです。それにより、お互い認めあわない社会を、自分の周りから変えていくことです。安田さんは、在特会やネットリンチにかかわる人たちに対し、しつこいほどに対話を求め、時には一緒に飯を食い、酒を飲み、共感します。自分も同じ弱さをもつ人間であることを認めながら取材を進めます。私が安田さんの本を信頼できるのは、まさにこの点です。絶望的に思える憎悪社会を変えていくヒントが、ここにあると思います。

相模原事件とナチスによる障がい者殺害

先ほど挙げた相模原事件の被告の手紙を見て、とんでもない思い違い、病的な妄想と切り捨てる人が多いかもしれません。しかしこの考えは、思い違いでも妄想でもありません。何故なら、ナチス政権下のドイツで実際にこのとおりの理屈で、国家による障がい者殺害がおこなわれたからです。

ナチスは障がい者のことを「生きる価値がない生命」と呼びました。被告の青年と同じく、ナチスは「価値がない障がい者は、殺されることが幸せである。障がい者の殺害は、家族の負担を減らし、国家の負担を減らすことで、国家に貢献することになる。」として障がい者を殺害しました。本部のおかれた地名をとってＴ４計画とよばれたこの計画は秘密裏に進められ、一九三九年ポーランドへの侵攻と同時期に開始されました。その背景には、戦時という国家の危急を強調することによって、計画に反対する意見を封じ込めることができるという思惑があったと言われています。「前線で戦う兵士を送り出している家族が自分の子どもを国家に捧げているように、障がい者の家族は国家の負担を減らすために子どもを（殺害を受け入れるという形で）捧げるべきである」という理屈でした。六か所の精神病院に殺害のためのガス施設が併設され、ドイツ中から精神病患者や障がい者が殺害施設に移送されました。ガス室で殺害された人は七万人以上と言われています。患者の家族・宗教者などの反対の声におされて、表向きには一九四一年には計画は中止され、ガス施設は閉じられます。しかし、その後も、精神病院や小児病棟では、医師や看護師によって患者・障がい者の殺害が続けられました。「野生化した安楽死」と呼ばれています。もちろん政府もそれを是認していました。ドイツの敗色が濃厚となってきた戦争末期には、前線で負傷し次々と送られてくる兵士を収容するベッドを確保するために、入院患者の殺害がなされたといわれています(6)。

事件以来、被告の思想とナチスの思想の類似を指摘する論考がたくさんありました。この類似は、被告の青年の思想がたまたまナチスと共通していたのではありません。私たちの社会が、ナチスの時代に再び接近していることの現れとして認識しなければならないと思います。ナチス時代と同じように今また、自分が認められないという人々の鬱屈や孤独が、「異なる」人の排除とそれを煽動する国家との結びつきとして現れているのです。

反ナチ運動組織、告白教会の指導者であったマルティン・ニーメラー牧師のことば「彼らが最初共産主義者を攻撃したとき」は、今再び、私たちに警告を発しています。

ナチが共産主義者を襲ったとき、自分はやや不安になった。
けれども結局自分は共産主義者でなかったので何もしなかった。
それからナチは社会主義者を攻撃した。自分の不安はやや増大した。
けれども自分は依然として社会主義者ではなかった。そこでやはり何もしなかった。
それから学校が、新聞が、ユダヤ人が、というふうに次々と攻撃の手が加わり、
そのたびに自分の不安は増したが、なおも何事も行わなかった。
さてそれからナチは教会を攻撃した。そうして自分はまさに教会の人間であった。

そこで自分は何事かをした。しかしそのときにはすでに手遅れであった。

丸山眞男訳『現代における人間と政治』（一九六一年）より

誰かを殺さないために

ニーメラーのことばは、何もしないでいるうちに自分たちにも攻撃がむいてくるということへの警告であると同時に、黙認は自分たちが他者への攻撃・殺害に加担することであるということへの警告でもあります。殺すことと殺されることとは背中合わせでやってきます。分かち合うことを拒んだときから、排除することを選んだときから、殺し殺される関係への転落が始まります。木村さんの論考は、「誰かを殺さないために」というタイトルで終わっています。そこには、次のように書かれています。

「異質なものは人を不安にさせる。その不安を納得させるために僕らの心は偏見を生み出し、蔑んだり目の前から排除したい衝動を安易に正当化する。野宿者に対しても、顔付きや文化の異なる外国籍の人に対しても。あるいは性的少数者や、身体または精神に障害のある人に対しても。」

「他人がどうなろうと、自分と自分の家族さえ良ければいい。もしもそんな無関心を続けるなら、僕らはいずれ、誰かが殺されることに直接的・間接的に加担することになるだろう。」

私は、彼のこのことばは決して大げさではないと感じます。このまま何もしないでいると、誰かを殺すことに加担してしまうのではないか、私の足元から第二第三の相模原事件を生み出してしまうのではないかという危機感があります。では、どうするのか。最後にこのことを考えます。

暴力は私たちの日常とかけ離れたものではありません。権力のあるところ、上下関係のあるところすべてに、暴力が生じる可能性があります。私が毎日勤める精神科医療の現場も例外ではありません。強制的な入院治療・隔離室・ベッドに身体を縛り付ける身体拘束といった大きなものから、入院者への外出制限・私物の制限といった小さなものまで、病院で行われる自由の制限はひとたび方向を誤ると暴力になります。自らの権力と暴力について敏感であることが、私たちに求められています。

昨今の精神科病院では敷地内禁煙を推進しているところが増えています。敷地内禁煙を納得して入院した人はよいとしても、強制的に入院させられた人にも禁煙が義務付けられることになります。私はこれを「暴力」と書きました[7]。精神科を受診する人、とりわけ統合失調症の患者さんは、タバコと深い関係があります。詳しくは拙論を参照していただきたいのですが、統合失調症の患者さんがタバコに執着するのには病気と関連したわけがあります。もう一つ上げるならば、統合失調症の患者さんに入浴を強いることも「暴力」です。統合失調症の患者さんが入浴をいやがるのは、統合失調症の病理に関連した理由があるのです[8]。相手の立場への理解を欠いた強制は暴力であるということを、私たちは自覚する必要があると思います。

自分とは違う感覚、自分とは違う価値観、自分が知らない他者の領域、汲みつくすことができない他者の領域というものがあります。そのことを知り、それを尊重すること。自分から発する光で他者を染め上げるのではなく、自分の知らない他者の領域を認め、尊重し、向き合おうとすること。このことによって権力と暴力のない対等な人間関係が開かれます。

私は、統合失調症の患者さんたちから、自分とは異なるたくさんの領域を学びました。そのプロセスは、木村さんが猫に導かれて多摩川の野宿者を知っていく過程[1]と私の中で重なります。私が出会ってきた統合失調症の患者さんと、木村さんが描く野宿者とに共通している美質があります。それは、彼らがわけ隔てのない人たち、本物の「平等」の体現者であることです。遠い隣人の不幸に深く共感して身悶えする人[9]、傷ついた猫を自分以上に大切にする人、決して仲間を裏切らない人。人として最も大切なものを失っていないこれらの人たちとつながり、日々自分を問い返すことが私に求められています。

木村さんの小説『野良ビトたちの燃え上がる肖像』のなかで、私が強く惹かれた話がありま す。野宿者対策として市と県とが計画した船を改造した収容施設をめぐって、野宿者たちが話し合うシーンです。賛否両論の中で、一人が言います。

「まあでも」徳田さんが唾を吐きだしていった。
「見方変えりゃ、その船に入りゃ、とりあえず飯は食えて、寝る場所もあるってことだよな。最近は稼げねぇからなぁ。」

これに、もう一人が言います。

「お、おれはヤダな」
「そんなとこいたって、おお、おもしろくないよ」
「あれだろ？　どうせそこは、猫を連れていけねんだろ？」

排除する人たちのところには、自分は行かないという孤高の宣言です。私には、このことばは希望の声です。私が目指すのは、きれいで衛生的な病院などではなく、暴力と排除のない病院、わけへだてがなく猫も連れていけるような病院だと教えられた気がします。実現には遠い気がするけれども、仲間との対話を重ねてそのようにありたいと願います。

〔文献〕

（1）木村友祐「野宿者という『境界』を越えて」月刊保団連、一二四二号、二九-三五頁、二〇一七年

（2）木村友祐『野良ビトたちの燃え上がる肖像』新潮社、二〇一六年
（3）安田浩一『ネット私刑（リンチ）』扶桑社、二〇一五年
（4）安田浩一『ヘイトスピーチ――「愛国者」たちの憎悪と暴力』文藝春秋、二〇一五年
（5）安田浩一『ネットと愛国』講談社、二〇一五年
（6）エルンスト・クレー『第三帝国と安楽死――生きるに値しない生命の抹殺』批評社、一九九九年
（7）横田泉「タバコと統合失調症」（本書所収）
（8）横田泉「統合失調症の人はなぜ入浴が苦手なのか」（本書所収）
（9）横田泉「統合失調症のそだち――統合失調症の責任と孤独」（本書所収）

精神科医療と暴力（2018年）

はじめに――日本精神科病院協会雑誌 二〇一八年五月号「巻頭言」

日本精神科病院協会雑誌二〇一八年五月号に、同協会の山崎學会長が「巻頭言」を書いています[1]。日本精神科病院協会は日本のほとんどの私立精神科病院が所属する団体で、私の勤務する病院も所属しています。私は、この巻頭言を読み強い危機感を感じました。短い文章なので、読者にもぜひ原文を読んでいただきたいのですが、かいつまんで紹介すると次のような内容です。

山崎会長が理事長・院長を務めるサンピエール病院（群馬県高崎市）の朝礼で、同病院の鶴田聡医師が報告した話として以下のようなことが書かれています。「欧米では『隔離拘束はゼロにできる』という考えが主流になってきているが、その裏側ではセキュリティーオフィサーという警備員を医療職とは別に雇っていて、患者の暴力にはこれらの職種が対応している。イギリスのセキュリティーオフィサーは年間三〇〇〇件ぐらいの拘束を医療の『外』の仕事として行っている。アメリカの州立病院ではホスピタルポリスと呼ばれる警備員が常駐していて、患者を保護室に連れて行ったり、興奮する患者に対応している。これらの警備職員は拳銃や電気銃などの武器で武装しており、警備員の過剰な対応による患者側の被害トラブルもある」「欧米では、もはや患者の暴力は治療の問題ではなく治安問題になり、さらにアウトソーシングされてミリタリゼーションになりつつある。そして欧米の患者はテロ実行犯と同等に扱われるようになっている」。鶴田医師はこれら欧米の現状を話した後、次のように発言する。「ところで、僕の意見は『精神科医にも拳銃を持たせてくれ』ということですが、ご賛同いただけますか」。ここまでが鶴田医師の朝礼での報告の引用です。これを受けて、院長先生、山崎会長は次のように書きます。「精神科医療現場での患者間傷害、患者による職員への暴力に対応するため、日本精神科病院協会では精神科医療安全士の認定制度を検討している」。

私の「巻頭言」の読後感は非常にすっきりしないものでした。その理由は、鶴田医師の話を引用した山崎会長の真意がどこにあるのかがわからないことにあります。「巻頭言」のタイトルは「欧米での患者中心医療の外側で起こっていること」です。これから類推すると、山崎会長は本来医療で行うべきことを医療の外側に委ねている欧米の傾向に批判的であるように受け止められますが、そのことはどこにも言及されていません。逆に結論では、精神科医療安全士の認定制度導入について触れているのですから、欧米の制度には賛成しているようです。このわかりにくさをあえて私なりに解釈してみれば、以下のような論旨になるのではないかと思われます。

「欧米では患者中心の医療などとカッコいいことを言っているが、実態はひどいものである。隔離拘束を減らしているといっても、裏では暴力は治安問題として警備員に任せているのである。この動向を見れば、欧米に比べて日本は隔離拘束が減っていないという非難は的外れである。しかし暴力対策は必要であり、警備員に外注する欧米のやり方は望ましい方向と思われるので、日本でも取り入れていきたい」。

こう書いてくれれば多少すっきりとしますが、いずれにせよ会長の言葉ですから、軽く受け流せるものではありません。鶴田医師の報告にあるような武装した警備専門職員が、実際に精神科医療現場に導入されたらいったいどういうことになるのでしょうか。あるいは、「精神科医にも拳銃を持たせてくれ」という発言のように、精神科治療者が武器を携帯することになったらどうなるのでしょうか。警棒や拳銃で武装した職員が目を光らせ、武器を携帯した医療者が患者さんを迎える。患者さんを潜在犯罪者、テロリストと見るまなざしが横行する。少し想像しただけでも、寒々とした風景が浮かんできます。コツコツと積み上げてきた私たちの精神科臨床が、根底から破壊されることになるのではないかという危機感を持つ医療関係者は私だけではないでしょう。また当事者の皆さんにとっては、今でさえ恐ろしい精神科病院の暴力性が、ますます深刻化する恐怖と不安を持つのではないでしょうか。その結果、本来ならば協力して心の病や傷つきを乗り越えていくはずの患者と治療者との関係がゆがめられ、外からあられた不信感と対立に巻き込まれていくのではないか。精神科医療はますます柔軟性のない、堅苦しいものになるのではないか。こんな不安な将来が私の心をよぎります。自分をかけてこの問題に挑まなければならない、そんな危機感が私をおそいます。

しかし、ことは簡単ではありません。精神科医療とくに精神科病院での臨床は暴力と攻撃性の問題を避けて通ることはできませんし、その対応もしなければなりません。私の臨床現場でも、暴力、興奮、攻撃性への対応が課題となることは日常的にあります。私の勤務する病院では拘束ゼロはほぼ実現していますが、拘束の可能性をゼロにすることはできません。隔離は「最小に」を心がけていますが、隔離室の使用は毎日のようにあります。強制的な治療導入もありますし、その際には病棟内での制限も伴います。決して自由で制限のない理想的な医療ができているわけではありません（ただし、それに向けた努力……詳細は後述……は怠ったことはありません）。そのような現状を認めた上で、ではどうしていくのかが検討されなければなりません。

誰でも暴力や攻撃を向けられれば、恐れ、ひるみます。精神科医療に携わる職員が、できることなら暴力にかかわりたくないと思うことも、「暴力対策」を専門に引き受けてくれる職員がいてくれたらありがたいと望むことも頭ごなしに否定することはできません。そこに、山崎会長が「精神科医療安全士」なる専門職を導入しようとする背景があるのでしょう。暴力の問題がないかのように理想的な医療を語ることも、暴力に対する職員の不安を無視することも、いずれも説得力を欠いた空論になるでしょう。

ではどうすればよいのでしょうか。難しい課題ですが、この両岸に足をかけ続けながら、精神科医療と暴力について考えなければなりません。警備力・保安力を高めることで暴力対策をする動向にははっきりとNO《ノー》を示し、その一方で、暴力問題が存在しないかのような空論も避けなければなりません。よりどころは、私たちが続けてきた臨床経験です。後に述べるように、精神科病院は「収容所」として作られました。そこでは、強制的な収容が当然のように行われました。劣悪な施設にたくさんの患者さんが自由や権利を奪われてとじこめられ、有無を言わさない管理が行われました。そのような状況下でも、現場から「本来の医療」を取り戻そうとする努力が積み重ねられてきました。例えば、松本雅彦先生の「日本の精神医学この50年」には、その経緯が先生ご自身の体験を中心に詳述されています[2]。収容所から医療の場へ、強制的な収容から合意による医療へ、支配と服従ではなく対等な関係に基づく医療へと、精神科医療を変革するための努力が多くの人の手で積み重ねられてきました。これが私たちのよりどころですが、今また、私の臨床経験と職業倫理が、「巻頭言」の医療観や「精神科医療安全士」の発想に警鐘を鳴らしています。

以下、本論では、まず基本となる問い＝「暴力とは何か」について考えます。ついで、私自身が精神科臨床の中で、暴力と攻撃性をどのように理解し対応してきたのかを振り返ります。いわば、「患者さんの暴力」についての考察です。次に、精神科病院・精神科医療がその成り立ちからはらんでいる暴力性について検討します。いわば、「精神科医療の暴力」・「治療者による暴力」についての考察です。

後で詳述しますが、患者さんからの暴力と治療者の暴力は、同列にはできません。患者さんの暴力は「抱えている不安や課題を、暴力でしか表現できなくなっている事態」と理解して、医療の中でおさめていく性質のものです。一方治療者の暴力は「収容所」としての成り立ちから精神科病院が持っている権力＝「収容所性」の現れであり、治療者が自覚しないと「暴力」として発現してしまう性質のものです。「患者さんの暴力に暴力で対応してどこがいけないか」という発想は、この違いを理解していないことから生じています。本稿を通じて望ましい方向に向けた議論が高まることを願って論じていきます。

暴力とは何か——多様化・複雑化する暴力

暴力というと、殴る、蹴るなど身体に直接に危害を加えることがまず思い浮かびますが、「言葉の暴力」といわれるように、言葉や態度で相手を威圧したり、委縮させたり、服従させたりすることも暴力といえます。もう少し大きくとらえると、権力によって相手の自由をじゅうりんすること、反対意見の表明を許さないことも暴力ととらえることができます。全体主義国家や独裁政権などで見られることですが、昨今よく言われるハラスメントもこれに当たります。収容所もこのような暴力性を背景にして成り立っていると考えてよいでしょう。

最近とみに増加しているのが、「正義」を主張する人がふるう暴力です。ヘイトスピーチ・ヘイトデモにみられるように、特定の人を集団で攻撃することが「正義」の名のもとに行われています。在日外国人・生活保護受給者・障がい者など、本来ならば保護や支援の対象とされるべき人々が攻撃対象にされています。広島の被爆者運動をしている人や認定を巡り国と闘ってきた水俣病被害者にまで「特権を許さない」というヘイトスピーチが投げかけられています[3][4]。事件や事故が起こった際に、被害者や容疑者とその関係者に多数の取材陣がどっと押し寄せ、過熱した報道を行なう「メディアスクラム」という現象や、それと関連する「ネット私刑（リンチ）」と呼ばれる現象も増えています。『ネット私刑《リンチ》』はジャーナリスト安田浩一さんの著書のタイトルです。世間を騒がした事件の加害者やその家族にむけて、事件とは直接は関係のない一般人から、激しい非難や攻撃のメールが殺到する現象です[5]。テレビなどのマスコミもヘイトや差別を煽ることに意図的に加担しています。多摩川の河原に捨てられた犬を放置することができずに結果的にたくさんの犬を飼育していた野宿者の男性を「恐怖の犬男爵」と称し、実像を意図的に歪めて報道したテレビ局の事例もあります[6]。

これら「正義の名のもとに行われる暴力」には、共通した構造があります。それは、攻撃する人たちや攻撃に賛同する人たちもまた被害者意識と鬱屈、不安や孤立感を強く抱いていることです。本来は自分で向き合うべき問題で生じた怒りや不全感を、「過失を犯した人」「迷惑な人」「社会的マイノリティー」「社会的弱者」に向けて発散しようとする心理です。それに多くの人が乗りかかり集団リンチのような凄惨さがみられています。無責任な八つ当たりや、それをあおる恥ずべき行為ですが、行っている当人は「正しいことをしている」と思い込んでいる（あるいは思い込もうとしている）ところが特徴です。このように、鬱屈と不安と孤立を抱えた人たちが、より立場の弱い人たちを「正しさ」の名のもとに集団で攻撃するという痛々しい暴力が蔓延しています。

相模原市の津久井やまゆり園入所者殺傷事件で、加害者の青年は「障害者は人間としてではなく、動物として生活を過しております」「障害者は不幸を作ることしかできません」「障害者を殺すことは不幸を最大まで抑えることができます」（容疑者が衆議院議長にあてた文書）などと主張し、自分が働いていた施設の入所者を殺傷しました。私は、この事件にも上述した「正義の名のもとに行われる暴力」と同根の問題を感じます。孤立と鬱屈の果てに、弱者への攻撃を「正義」と勘違いし、「正義」を行使することで権力者や賛同者の称賛を得たいとする心理です[7]。

このように暴力の形態は多様化・複雑化しています。加害者は一方的な加害者ではなく、本人の中に「被害者意識」と「正義への（誤った）希求」がみられます。「いじめ」にみられるような被害者と加害者が容易に入れ替わる状況や、いつ自分が暴力や攻撃性を向けられるのかわからないという漠然とした不安が社会に蔓延しています。こうした社会全体の不安や暴力の質の変化が、精神科医療現場での「暴力対策」を求める声を高めているのではないでしょうか。

対話の喪失

なぜ暴力の質が変化し、暴力への不安が高まってきたのでしょうか。私は、その背景に対話の喪失、対話の意義が重んじられなくなったことがあるのではないかと思います。インターネットや携帯電話の普及で、人と人との接触はより早くより広くなりました。ネットを通じて知り合う、ネットを通じて意見を交わすなどの、ネットを通じての人間関係が急増しています。その反面、人間らしい対話や深みのある対話がどんどん失われているように思えます。とくに、考えや価値観が異なる人と意見を交わす、相手の意見を尊重する、意見が異なるときにこそ対話を継続するという基本的な態度が損なわれてきている気がしてなりません。ネットを通じて価値観が近い「お友達」と急速に親しくなり、異なる考え方が見えてくると人間関係も急速に解消するといった「大量生産・大量消費」のような人間関係が増えていると感じます。

精神科医療の基本は対話です。相談に来た一人一人の人と向き合い、話を聞き、理解に努め、自分の考えを伝える。私の日常はこの繰り返しです。ことばに傷つき、孤立し、自暴自棄になって受診する人、自分を追い詰めて衝動的になった状態で受診する人が多くいます。そこには必ず、対話の喪失、対話の可能性への信頼の喪失がみられます。「話せばわかる。話せば理解しあえる。話すことによってより良い人間関係を結ぶことができる。お互いが成長する」。このような基本的認識が損なわれ、「問答無用」と相手を断罪する風潮があります。まるで、思いつめた青年将校が「正義の名のもとに」犬養首相を暗殺した5・15事件の時代のようです。

失われかけている対話を取り戻し、対話の重要性を復権させる。自分が知り尽くすことのできない他者と向き合う。このことが私たちの大切な仕事の一つと考えるようになり、日々そのことを意識して働いています。しかし、簡単ではありません。失われた信頼を取り戻すには、時間と労力が必要です。マニュアル化されたことばを使わず、一人ひとりと向き合い、自分の心で感じ、自分の頭で考え、自分の責任で医療を行う。このような基本的な態度が、今こそ精神科医療に必要とされているのではないでしょうか。

精神科臨床で出会う「暴力」

精神科臨床で遭遇する「暴力」の理解と対応

私の臨床経験では、患者さんの暴力のほとんどは精神医学的に理解が可能です。臨床で暴力に出会った場合、暴力の原因や衝動コントロールが困難になっている原因を、病理や心理も視野に入れて考え、治療関係の中で暴力をおさめていくことが基本です。暴力がきっかけとなって受診した人や入院中に暴力に及んだ人との対応では、威圧的な態度、上から押さえつけるような態度、パワー勝負は厳禁です[8]。興奮や緊張が少しでも早くおさまることを目標に、穏やかな態度で接点を探り、不安や苦悩について耳を傾け、安心・安全を提供できるような診療を心がけます。実際にやってみると、このことは予想以上に可能です。

激しい興奮のために警察官に伴われて受診した人でも、まず外来診察室に案内し面談を始めます。できそうであれば警察官には引き上げていただき、患者さんと対面して話します。診察室で興奮が続く場合でも、自分たちが横についてことばをかけ、興奮を抑えるように努めていると徐々に落ち着いてくることがほとんどです。話ができそうになれば、受診に至った事情や心身の状態について尋ねます。このようにして始めると、少しずつ疎通がとれて対話が進み、やがて治療合意の接点が見つかります。むろん時には、時間をかけても合意に基づく治療開始が困難な場合はあります。その場合は、「今すぐには理解していただくのが難しいようですが、入院治療を受けていただければ今感じておられるだろう不安や苦しさを和らげることができると医師として確信しています。ですから、私の責任で入院治療を始めさせていただきます。ここは社会的に認められている病院なので安全な場所です。部外者は入れません。あなたを守り、病気が回復していくように最善を尽くします。よろしくお願いします」などと伝えて入院をしていただきます。その際も、医師である私が必ず付き添って病棟に行きます。

私は、このような時の対応の基本について星野弘先生の『分裂病を耕す』をずっと参考にしてきました。この本の初版は一九九六年の発刊ですが、今読んでも少しも古くなっていません。それどころか、今こそ多くの医師に参考にしてもらいたい大切なことが書かれています。少し引用します。

「まず、入院の説得にはいくらでも時間をかける心づもりが重要だろう。半日かける気持ちでいればずいぶんと余裕が持てる」

「説得とは『医師を信用してもらう行為』であるはずで、『患者に病気を認めさせる行為』であってはならないだろう」

「患者に潜在する苦悩・苦痛・疲労・気分の窮屈感や不眠などを話題にすることが、合意を得る突破口になることが少なくない」

「説得に時間を惜しむと事態を波及的に混乱させ、患者を傷つけ、結果的には貴重な時間を浪費することになる」

「とかく強制を伴いがちになる精神科医療においてこそ、やわらかい入院導入、やわらかい治療、やわらかい回復を心掛けることが常識として認められてよいことである」(8)

まずは、このような態度で患者さんと出会い、治療を始めることによって、暴力の問題はずいぶんと解消されるはずです。逆に、このようなプロセスを踏まずにいきなり力ずくで隔離室に閉じ込めたり身体拘束をしたりすれば、患者さんの不安や恐怖は何倍にも高まります。安心できない場所や信頼できない場所から逃げ出したいのは誰にとっても当然のことですから、力ずくで病棟に連行された患者さんは、退院要求を繰り返し、強引に出ていこうとするでしょう。服薬や食事の拒否、大声や押し問答など治療にとってのマイナス要素が果てしなく繰り返されることになるでしょう。これに医療者が力で応じると過剰な隔離や身体拘束、薬物の過量投与となります。患者さんがあきらめて「反抗」しなくなるまで、このような処遇が続くこともあり得るでしょう。治療に大きなマイナスであることは明らかです。医療を信頼せずに「医療と闘う」患者さんや、暴れることでしか自分を表現できなくなる患者さんを生み出すことにもなりかねません。そうなると治療的なマイナスはますます大きくなります。昨今では、精神科救急などの場面で、身体拘束をして電気けいれん療法や大量薬物療法による急速鎮静を行うという画一的・機械的な治療導入がされていると聞き及びます。このようなやり方が、精神科における暴力問題を結果的に増幅している側面があるのではないでしょうか。

患者さんの暴力、とりわけ統合失調症患者さんの暴力の大半は、攻撃的な性格のものではなく、不安や恐怖に何とか対抗しようとして発生したものです。世界の大きな異変の予感、執拗に追跡されたり狙われるという妄想、自分を攻撃してくる声など、急性期の症状から由来する不安と恐怖に何とか対抗しようとして暴れたり大声を出したりする場合がほとんどです。「『暴れる患者は恐怖から』といってまず間違いありません」と中井久夫先生も指摘されています[9]。このことを理解しておくと、興奮や暴力に対する治療者側の不安はぐっと軽くなります。星野先生の書かれている対応の仕方が有効になるのは、このような病理の理解があるからです。

攻撃性の長期化①――「治療と闘う」患者さん

多くはありませんが、ときに攻撃的態度が長期に持続する患者さんに出会います。このような患者さんには二通りあるように思います。一つは、星野先生のいう「治療と闘う患者さん」です。過去に受けた精神科医療の強制性や乱暴さに傷つき、治療者の不誠実や欺瞞を許せないために「治療と闘う」ようになった人たちです。こういう人との治療関係の修復には多大な時間とエネルギーをかける覚悟が必要です。しかし、決して不可能ではありません。治療者に対する怒りや攻撃性に対し、対抗する力で応じるのではなく、粘り強く患者さんの主張に耳を傾け続けているうちに、やがて転機が訪れます。そして、いったん信頼関係が回復すると、このような人たちとの治療は予想を超えて進展します。この事情について星野先生は次のように書いておられます。

「治療困難・処遇困難患者のほとんどは、実は初めから困難な人たちではないのだろうと思う。症例に提示したケースは、皆、潔かった。正儀や信義を重んじ、礼儀正しく、素朴さと人情味があった。男性患者には男気が感じられた。治療者の偽善と不義を見破ることに敏であり、権威の誇示や強引な力の行使に反発した。自分を主張し抗議する強さがあった。しかし、ひとたび治療者の意気や誠意を感じとると、礼をもって応じた。薬は少量ですんだ」

私が直面していた「困難」患者さんたちも、まさに星野先生が書かれている通りの人たちでした。このような患者さんの治療に必要なのは、「治療抵抗性統合失調症」の治療戦略とされているクロザピンや電気けいれん療法などの「強力」な治療法ではなく、人間的な基本的態度です。患者さんのもっともな主張に耳を傾けること、治療者が誤りに気が付いた時には率直に非を認めてお詫びすること、お詫びしたら態度を改めること、誠実に向き合うことなど、人間としての基本的なことです。決して、高度な専門的知識や技能が必要とされているのではありませんん。「困難」といわれる人との治療でこのことに気がついた私は、人としての重い責任に耐えていかなければならないという重圧を感じましたが、それを上回る元気、勇気をもつことができたと思います。以前も、今も、このような方との治療関係がありますが、焦らず、くじけず、人として当たり前のことを黙々とやり続ければよいのだという確信をもってとりくんでいます[10]。

攻撃性の長期化②——心的外傷・養育不全を伴う患者さん

攻撃的態度が長期に持続する患者さんのもう一つのタイプは、発病以前に強い心的外傷を経験した人です。これには、養育者の様々な事情による養育環境の不全が関係している人も含まれます。診断は必ずしも統合失調症に限りませんが、統合失調症の患者さんの中にもこのような生育歴の人たちがいます。このような患者さんとの治療では、基本的な信頼関係の育成と育ちの中で十分体験できなかった幼少期・少年期・青年期の体験のやり直しが必要となります。その際には、幼少期の母子関係に例えられるような寛容で一貫性のある対人関係を長期にわたって保つことが治療者に求められます。一見奇異に思えるような患者さんの言動も、受け止め続けていると意味のあるメッセージとして伝わってきます。暴力も例外ではありません。暴力や攻撃性に対して、力で対抗するのではなく、そこに秘められた思いやメッセージを理解しようと努力し、ニーズに応えるように努めます。もちろん、暴力を肯定するわけではありません。暴力でしか表現しきれなかった心情に共感を示しながらも、暴力ではなくことばで表現すること、対話と相互理解の中で解消していく必要があることを繰り返し伝えます。このことを繰り返すうち、やがて転機が訪れます。長い間一人で抱え続けてきた思いが、様々なことばやふるまい、治療者への要望といった形で表現されます。ここには、孤独から共同世界へ、絶望から希望への変化が読み取れます。これに私たちが誠意をもって応えることができると、やがて信頼関係、人間的関係が回復してきます。このようにして重いものを背負ってきた人たちも、いつかは回復の道をたどります。そして、このような回復をたどった人が、今度は同じように孤独や心の傷と闘っている人に声をかけ、手を差し伸べていきます。

このように、患者さんの暴力は、どのようなものであれ、精神医学的に理解可能・対応可能なものです。どんなに難しそうであっても、治療関係の中で暴力をおさめていくことが可能であり、それが「医療」です。暴力がきっかけで受診に至った人や、治療上攻撃性が問題になっている人にこそ、医療の力でその暴力性・攻撃性を解消していく努力がなされなくてはなりません。「彼らこそが、最も医療を必要としている人たちである」といっても過言ではありません。山崎会長の主張するように、患者さんの暴力を医療の「外」の人たち、「警備」や「治安」の専門家にゆだねたとしたら、それはもう「医療」とは言えないものでしょう。臨床の敗北です。私たちが存在する意味がなくなります。「巻頭言」への私の不安の根源はここにあるように思います。

精神科病院の暴力と収容所性——収容所性と暴力

精神科医療には、かつて社会防衛、治安維持の側面が強くありました。そもそも精神科病院は社会になじまない人を「精神病」として収容する施設として作られました。収容した様々な人の特徴や経過を観察することから、近代医学の考え方を取り入れた「精神医学」がつくられました。最初に「精神病」があったのではなく、「収容」の方が先にあったのです[11]。日本精神科病院協会の設立趣意書（一九四九年一〇月：当時は「日本精神病院協会」）には、「……過去五年間相当の業績を収めたが国際的に転落した日本が、平和的な文化国として国際的に再興するには、常に平和と文化の妨害者である精神障害者に対する文化的施設な一環である精神病院ことに日本では現在その三分の二を占める経営形態が同一の全日本の私立精神病院がいっそう結束を強固にした社団法人日本精神病院協会に改組され、……（強調は筆者）」と書かれてあり、精神科病院の経営者は自らの役割が「収容所」の経営者であることを自認していたことがわかります。残念なことですが、日本でも、日本がモデルとした西欧でも、精神科病院は「収容所」として、精神医学は「収容を正当化」するための医学すなわち「疾病分類学」「司法鑑定医学」として出発しました[11]。このような始まりであったことから、精神科病院は「病院」といいながら、構造的に「収容所」としての性質＝「収容所性」を持っています。

「収容所性」とは何でしょうか。収容所では、収容する側とされる側の立場にはっきりとした上下関係があります。収容する側には権力が与えられ、収容される側は服従しかできません。異議を唱えると反抗と受け止められ、より厳しい制限や弾圧が課せられます。支配と服従が陰に陽に徹底され、疑問を表現することが許されず、ついには疑問すら持たずただ従うことが日常になるのが収容所です。人をそのような管理者と服従者にしてしまう力を収容所は構造的にもっています。

いったん収容所として成り立つと、良心的な職員もその力から逃れることは容易ではありません。職員と入所者との間には人間的な交わりが育まれず、機械を扱うような冷淡さや、効率の良い管理が評価されます。このような逆境に抗して、それでもなお人間的であろうとする職員や、利用者と対等な関係を結ぼうとする職員は、厳しい立場にさらされます。人間的な交わりよりも管理を優先する上司からの無理解や非難、やる気のない職員からの中傷や冷遇、このような逆風に耐え、さらに自分に集中してくる利用者からの要望を一手に引き受けなくてはなりません。このような逆境にもかかわらず、福祉と医療の現場を改革してきた多くの尊敬すべき先人がいます。しかしその背後には、心が折れ、燃え尽きて、医療や福祉の場を離れていった人がどれくらいいたでしょう。あるいは、いつの間にか初心を忘れ、長いものに巻かれて「収容所」の職員となり、知らず知らずのうちに、「収容所」のルールに違和感すら持たなくなった人がどれくらいいることでしょう。

医療や福祉の本来あるべき姿を求める人たちが、病院や施設を出て、訪問医療や訪問看護、通所福祉施設などの「収容所性」の少ない場で活躍しています。彼らの努力で精神科医療は確かによくなっていますが、肝心の精神科病院の変革がなされなければ、医療全体の質はいつまでたっても高まりません。逆に、地域医療と病院医療のレベルのギャップが、どんどん拡大する事態にもなりかねません。地域医療がよくなることは望ましいことです。しかし、いまだに三〇万人近くの人が精神科病院に入院している現状や、多くの初診患者さんが精神科病院に入院している現状を考えれば、精神科病院は不要であると言い切ることはとてもできません。本稿で「暴力や攻撃性が問題となる患者さんにこそ医療の力が必要である」と書きました。地域での対応がどうしても困難な暴力や攻撃性が問題となる場合には、病院での治療が必要になります。そのときにこそ、病院が「収容」や「保安」ではなく、質の高い「医療」を提供できるかどうかが問われます。「収容所性」をいかに排除できるかという課題がすべての精神科病院に求められているのではないでしょうか。

正しさの暴力と暴力に気づく感性

「収容所性」を排除していくためには何が必要かを考えてみます。精神科病院の権力のあるところ、上下関係のあるところ、「収容所性」のあるところすべてに、暴力が生じる可能性があります。精神科医師は、精神保健福祉法により「医療または保護に欠くことができない限度」で患者の行動を制限できる権限・権力を国家から与えられています。[12] この中には、身体拘束や隔離といった強力な自由の制限から、外出の制限・面会の制限・私物の制限など日常生活の隅々に至る細かな制限があります。これらの制限は本来「医療又は保護に欠くことができない」からされているはずです。精神科医師は、自由を制限する権限を与えられていますが、同時にその制限を最小にする義務も負っています。「医療または保護に欠くことができない限度」を超えた制限は、権力の乱用であり、基本的人権の侵害です。そして、それが「暴力」です。

統合失調症の患者さんは長い間、強制と暴力にさらされてきました。その中には、治療者側は「暴力」とは自覚せず、「善いこと」「正しいこと」と考え行ってきた医療行為が、結果的には患者さんを苦しめ、病気を悪化させてきた側面があります。強制的治療、大量薬物療法、電気けいれん療法などの強力な「治療」はもとより、精神療法、退院促進、自立支援など常識的には望ましいとされることも、治療者の善意とは裏腹に、病状を悪化させ回復を阻害することがあります。「正しさ」の弊害です。そして、その弊害に最もさらされてきたのが統合失調症患者さんです。

統合失調症の患者さんには、とりわけこのような「暴力」にダメージを受けやすい繊細さ、敏感さがあります。内海健先生は、「われわれがごく普通にやっていること、あたりまえだと思っていること、こうしたことが彼ら（＝統合失調症患者：筆者注）には法外な暴力性をもって立ち現われるのだ」「それゆえ少しでも感性のある者なら、彼らを前にして、自分たちの、そして日常世界のもつ加害性に気付くだろう。権威的な態度が、彼らを自閉、感情鈍麻、拒絶といった様態に追い込むことはいうまでもない」と述べ、「加害性に気付く感性」の重要性を説いておられます[13]。私も内海先生のいう「感性」すなわち治療者の持つべきデリカシーや謙虚さといった要素は、統合失調症の臨床家にとって極めて重要な要素であると考えています。この「感性」を欠いた「治療」、統合失調症の特性を理解しない「常識」「正しさ」の押しつけは、たとえ「善意」から行われたにしても、時には「暴力」となる危険があることを知っておかなければなりません。私は、その実例として、統合失調症患者さんの入浴・禁煙に伴う問題について書きました。詳しくは拙論を参照していただきたいですが、日常生活で遭遇する入浴・喫煙といった問題にも慎重な配慮が必要です。配慮の欠けた「支援」や「指導」は時には「正しさの暴力」になりかねないことを治療者は意識しておかなければなりません[14][15][16][17]。

「収容所」では医療は成り立ちません。精神科医療が医療であるためには、関わる人が自分たちの「収容所性」「暴力性」を十分意識し、自分たちが行っている制限が医療として欠くことができないものかどうかを、たえず検証する必要があります。患者さんの暴力に対応する専任の職員を作ることは、この作業をも「外注」して自分たちの責任を放棄することになりかねません。権力と暴力に無自覚な病院協会の指導の下で、このような制度が導入されればどうなるのでしょうか。精神科病院協会の会員諸氏に、ぜひしっかりと考えていただきたいと思います。

おわりに

精神科病院はその成り立ちから「収容所性」を負わされたこと、働く人が自らの「権力性」「暴力性」を点検することを怠ると容易に「収容所」に変質してしまう構造があるということを述べてきました。精神科病院はそういう矛盾をはらんだ場所です。そこから見える光景もまた、貧富の格差・不平等・差別意識の拡大・権力のありようの変化など社会の矛盾を露呈させています。精神科病院は、ある意味社会の矛盾をもっともよく反映させている場所かもしれません。私は三〇年という長い期間、精神科病院に身を置いてきました。私の意識のどこかに、矛盾の中に身を置きその真ん中で考え続けることを求める何かがあったのだと思います。

今回の主題である暴力もまたその一つです。暴力の変化、暴力へのまなざしの変化は必ずしも暴力のない平和な社会を向いているように思えません。むしろ、差別と排除の高まりの中で暴力の変化が起こっているように思えてなりません。そのような流れに対抗し、暴力と排除のない社会を作っていきたいと願います。矛盾をはらんだ精神科病院こそが、暴力に抗する最前線になることもあるのではないか。精神科病院が収容所ではなく医療と癒しの場であり続けることが、排除と暴力に歯止めをかける原動力になるのではないか。そのような思いでこの小論を書きました。

暴力や衝動行動でしか自分を表現できなかった人がことばで自分の思いを語り、人とのつながりを取り戻していきます。そうやって自分らしさを取り戻した人たちは、今度は苦しんでいる人や助けを求めている周囲の人に手を差し伸べていきます。隣のベッドの患者さんに寄り添い、年老いた家族の看病をし、苦境にある友人に献身的な援助をします。重いもの、大きな苦労や苦悩を抱えてきた人ほど、回復するとそのような思いやりと優しさを発揮します。このことが、暴力と差別と排除に対抗する力となるはずです。私たちはそのような貴重な仕事をしているのだと考えています。精神科病院で働く多くの人が、これからも「病院」と「医療」と「平和」と「自由」をもとめて日々活動してほしいと願います。この小論がそのきっかけになれば、どんなにうれしいことでしょう。

〔参考文献〕

（1）山崎學「巻頭言」日本精神科病院協会雑誌、二〇一八年 五月号
（2）松本雅彦『日本の精神医学この50年』みすず書房、二〇一五年
（3）安田浩一『ヘイトスピーチ』文藝春秋、二〇一二年
（4）安田浩一『ネットと愛国』講談社、二〇一二年
（5）安田浩一『ネット私刑』扶桑社、二〇一五年
（6）木村友祐「野宿者という『境界』を越えて」月間保団連、二〇一七年七月号
（7）横田泉「相模原事件について精神科医療の現場で考える」（本書所収）
（8）星野弘『新編・分裂病を耕す』日本評論社、二〇一七年

(9) 中井久夫『こんなとき私はどうしてきたか』医学書院、二〇〇七年
(10) 横田泉『統合失調症の回復とはどういうことか』日本評論社、二〇一二年
(11) 松本雅彦『精神病理学とは何だろうか』(増補改訂版) 星和書店、一九九六年
(12)『四訂・精神保健福祉法詳解』中央法規出版、二〇一六年
(13) 内海健『パンセスキゾフレニック』弘文堂、二〇〇八年
(14) 横田泉「統合失調症の人はなぜ入浴が苦手なのか」(本書所収)
(15) 横田泉「人はなぜ入浴するようになったのか」(本書所収)
(16) 横田泉「タバコと統合失調症」(本書所収)
(17) 横田泉「精神科病院における禁煙推進に慎重な態度を求める」(本書所収)

【書評】高木俊介の仕事と思想

高木俊介『精神医療の光と影』（2012年）

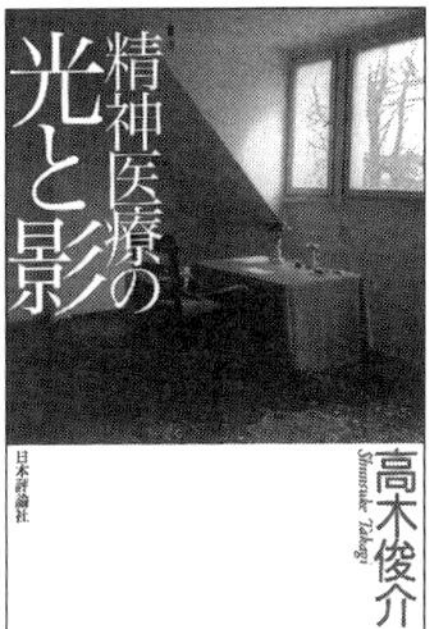

日本評論社、2012年
1836円（税込）

本書は、ACT－Kの活動で全国の精神医療関係者から注目されている高木俊介の著作集である。といっても、ACT－Kの活動を巡って書かれたものではなく（ACT－Kについては前著『ACT－Kの挑戦』『こころの医療宅配便』を読まれたい）、古くは学生時代の小文から今回の書き下ろしにいたるまで、彼がいろいろな雑誌等に発表してきたものを編集した著作集である。いわば、高木の三〇年の仕事と思想の軌跡が本書である。

扱われている主題は豊富である。医療なき拘禁の実態が明るみに出た「宇都宮病院事件」、この事件をきっかけとして成立した「精神保健福祉法」、池田小学校事件をきっかけとした「精神医療観察法」の制定、「精神分裂病」から「統合失調症」への病名変更、うつ病の増加と精神医療の「市場化」、入院医療から在宅医療への転換、精神療法とカウンセリング、薬物療法、診断とDSM、そして昨年の大震災と精神医療……。

こうして眺めてみるとこの三〇年に精神医療の世界で起こった出来事や、議論されてきた主題がほとんど網羅されている。しかも、そのどれもが鋭く本質的な切り口で語られている。そのことだけに目を奪われる読者は、高木が何にでもコメントできる今風の小器用な批評家であるというイメージを持つかもしれない。

しかし、そうではない。高木ほど不器用な男はいない。本書の序「ミナマタ・FUKUSHIMA・精神医療」にあるように、もちまえの不器用さから「糾弾」されたり、誤解されたりのくりかえし。「一言多い」クセは本書でも随所に現れ、相変わらず懲りていない（たとえば、本書八一ページの「一昔前の精神病院の男性看護者には借金まみれのドン・ファンが数多くいた」などの記述）。字は汚い……。しかし、この不器用さこそが高木の魅力であり、凡百の「評論家」とは一線を画するところである。

高木が（そして私も）、精神科医師としてかかわってきた三〇年は、精神医療にとっても大きな転換期であった（それが、歓迎すべき変化だけではないことは、本書の第二部に詳しい）。精神病院の肥大と隔離収容主義が生んだ数々の悲惨、差別、偏見。それに異を唱え変革していこうとする者は、「ではお前はどうしていくのか」という当然ともいえる問いかけを引き受けることになる。閉じ込めること、強制することと全く無縁ではなしえない日々の臨床と、精神医療変革のための社会的活動のはざまで、思い悩むことになる。私を含めた多くの者が、この矛盾と葛藤の中であえぎ、ある時はあきらめ、ある時は逃げ出し、考えることをやめたり、「割り切ったり」してきたのだと思う。その中で、一番軟弱に（失礼！）見えた高木が、一番しぶとく、しかも本質的に批判を展開してきた。自らを「カルイ」と表現する（本書四一ページ）強さが、彼の楽天的でしぶとい思想を支えている。

精神医療にかかわることは、差別にかかわることである。宇都宮病院問題の徹底討論を求めて精神神経学会の壇上を占拠した（本書序文Ⅹページ）研修医メンバーは、その後も時々集まっては語らった。あるとき、精神医療にかかわるようになったそれぞれの原点について話題になったことがある。故名村出《なむらいずる》は「法律」であるといった。私もふくめ残りの者はみな「差別」といった。高木はこういった、「そう見えないかもしれんけど、実は僕も差別や」。本人が言うように、当時は「意外」であったが、今はそのことがよくわかる。

「差別と闘う」ことは、権力について知ることであり、時には、自分が権力の側に立ってふるまっている現実を、痛みを持って自覚する過程である。

「ショーウォーターは、私たちが知らぬまに権力の側にたってつくりあげていたものを――彼女によれば、私たちの精神医学の知識のすべてを、一挙にひっくりかえしてみせる。それを読むことは、痛快だが苦渋をともなう経験である」（本書二二三ページ）。

苦渋を伴う体験をへても、投げ出さず、考え続け、倒れることもないという意志と思想。それは、しなやかさと「軽さ」を伴った、反差別と自由のための思想である。本書をしっかりと読めば、序章をはじめとするいたるところにそれが読み取れる。

精神科医としてのスタートから、ずっと近いところにいたといういきさつからかもしれないが、私は本書を思想の書として読んだ。彼から紹介された数々の名著……渡辺京二・鶴見俊輔・田川建三など……の思想とともに、私のなかに深く入り込み、頭をかき混ぜ、私の中の自由をより大きくしてくれる。そんな名著である。

精神医療にかかわる人だけではなく、多くの人に読んでいただきたい。

第3部

精神疾患の理解と治療のために

自分でも用意していなかった問い
――中井久夫先生から学んだ臨床作法

（2015年）

ベストスリー

中井久夫先生の論文のベストスリーを投票するというユニークな企画が『中井久夫の臨床作法』（日本評論社）の特集に組まれている。私は、迷わず「分裂病の慢性化問題と慢性分裂病状態からの離脱可能性[1]」（以下、本論文）をベストワンに挙げた。私はこの論文を何回読んだかわからない。スタッフとの勉強会でも何度も資料として使わせていただいた。しかも、何回読んでも読むたびにそのつど新しい発見がある。教えられたことは多岐にわたり、そのすべてが私にとって大切なものである。与えられた紙数ではとても書きつくせるものではない。そこで今回はその中から、慢性期からの回復のきっかけとなるもの～中井先生のことばでいえば「取りかかり点」～に焦点を当てて書いてみたい。タイトルにした「自分でも用意していなかった問い」は、本論文中に出てくることばである。患者さんとの面談中に、不意に中井先生の口をついて出てきた「自分でも用意していなかった問い」がきっかけとなり、慢性状態からの回復が始まったというエピソードである。私は本論文を読むたびに、この短いエピソードにいつも考えさせられてきた。

普段私たちは、積み重ねられてきた医学的知識と専門家としての経験に基づいて、診察・診断・説明・処方を行う。医学的知識が「医学」であるためには、再現性・検証可能性・客観性が高く、伝達可能な知識であることが求められる。ことさらエビデンスに基づく医療として強く意識することがなくても、普段そのような知識を基礎にして医療をしている。ところが、こういう時にはこうすればよいという「あらかじめ用意している知識」が大切となる。そこでは、慢性統合失調症の回復のきっかけは、「自分でも用意していなかった問い」なのである。再現性がない、伝達不能な、一般化することができない、いわば「非科学的な知識」。これこそが慢性統合失調症の治療に必要とされる要素なのである。中井先生のこのエピソードはそういうことを言っている。この逆説〜医学としての経験を伝えているのにもかかわらず、伝達できないことを重要な要素としてとりあげていること〜を何とかことばにすることが、小論のめざすところである。

ベース・チェンジ

中井先生は、慢性統合失調症状態からの回復の状況を「ベース・チェンジ」という気象学の用語を使って説明する。記述をたどってみよう。

分裂病状態が「地」であって、その上に寛解期に属する諸現象が点綴する状態から、逆に寛解期的な現象が「地」となり、消え残る分裂病現象がその上に点在する状態への転換点が問題である。ここで分裂病状態は個々の症状よりもその反復強迫性に焦点を当ててみた方がよく、寛解過程はその逐次的展開の可能性に光をあててみるのがよいだろう。とにかくこの転換はかなり明瞭で短期間の顕著な出来事である。それを気象学の用語を借りて「ベース・チェンジ」と名付けてみよう。晴天がつづき少し雨もようとなってもすぐ晴れるのを晴天ベースといい、逆を雨天ベースという。

慢性期からの変化はこのように「ベース・チェンジ」として捉えることができる。今までの慢性化状態〜同じパターンの繰り返し状態〜が背景に退き、回復への可塑性をもった状態が前景に出てくるのである。そしてその転換は「かなり明瞭」で、「短期間」に起こる。典型的には、ベース・チェンジはある瞬間をもって起こる。それはどういう場合か。きわめて重要なことが語られる。続きを読んでみよう。

> 「ベース・チェンジ」の契機は、一つは不意打ちに行なった強力な精神療法的効果をもつ相互作用であった。この不意打ちはしばしば治療者も機会をとっさにつかまえてのことで時機の到来は予見できなかった。

これである。この記述から読み取れるように、「不意打ち」は患者さんにだけではなく、治療者にとっても「不意打ち」なのである。いや、むしろ治療者にとってこそ「不意打ち」なのだ。自分でも意識せず、不意に浮かんだ予想外のことばや態度、そういうものをとっさにつかまえて相手に送ったところ、それが「不意打ち」的に患者さんに届き、響く。それがきっかけとなりベース・チェンジが起こったのである。このあと、具体例が語られる。

> 一例を挙げれば、退院要求を面接の間じゅうくり返してやまない患者がいた。しかし過去の記録によると七回の退院後すべてほぼ一週間で関係念慮と幻聴が再発し一か月以内に再入院していた。私は一か月間ほどもこの執拗な訴えに時には困惑し時には苛々しながら対坐していたと思う。ただ、その場限りの合理化や答えの一寸延ばしはしなかったはずである。この患者がなぜ入院期間のほとんどを退院要求についやしながらすぐ再入院になるのだろうという疑問が私の頭の中で堂々めぐりをしていた。そして答えとも自問自答ともつかぬつぶやきをくり返していたかと思う。**とにかく私はある時突然「君が退院したいのは君の病気はもう治らないと思っているからではないか」と**

いう問いを発した。自分でも用意していなかった問いであった。患者は感情をこめて「そうです」と答えた。「私があきらめていないのに、どうして君が先に投げてしまうのか」と私は言った。かなり強い語勢だったかと記憶する。患者は何も言わなかったが、私はこの「直球」を彼が受け止めたと思った。（太字は筆者による）

この患者さんは、実際治ることをあきらめかけていたと思われる。だからこそ退院要求の反復強迫に陥って回復回路に入らないまま同じところを回っていたのであり、「どうして君が先に投げてしまうのか」という「直球」がズバリ彼の胸元に届いたのであると思われる。このように事後的に治療経過を振り返ることはできる。しかし、このことをあらかじめ予想して意図しておこなうことはできない。いつも一回限りのことなのである。そして一回限りということの再現不可能性に重要な意味がある。

恥をさらすようであるが、私は本論文を読んだ後、同じように退院要求を繰り返す患者さんにこのやり取りを真似て試したことがある。結果は当然ながら惨憺たるものであった。ベース・チェンジどころか、患者さんは「何を言っているの」というしらけた反応であった。中井先生と私のことばの違いは、心の底から湧き上がってきたことばとマニュアルで覚えただけの表面的なことばとの違いである。おそらく、私に限らずマニュアル的にこのやりとりを使おうとした者は、皆同じ結果をたどることになるだろう。

ベース・チェンジに必要なのは、ことばの内容ではなく、「自分でも用意していなかった」というその「不意打ち的」性質である。しかし、それは何もないところから突然湧いてくるのではない。繰り返される退院要求を聞きながら行なわれていた中井先生の「自問自答ともつかぬつぶやき」に見られるように、ただちには明確な形にならないが考え続けられている思考、治療者の中で何度も練られている思考過程が前提としてあるはずである。そういうプロセスを経たオリジナルなことばだけがベース・チェンジをひきおこす。

制度化された言語と本質言語

オリジナルなことばとマニュアル的なことばとして二つのことばの違いをあげたが、この点をもう少し詳しく考えてみよう。言語学者の丸山圭三郎は、「第一次言語」と「第二次言語」、「制度化された言語」と「本質言語」などのことばで言語の二側面を挙げている(2)。前者(第一次言語・制度化された言語)は、「擦りへった貨幣」のように、交換の仲立ち・コミュニケーションの道具としては役に立つが、一方で私たちの日常の生活を支配し規制する。ことばはヒトが作ったものであるにもかかわらず、ヒトが作ったはずのそのことばに規定された形でしか、私たちは物を見ることすらできない。制度化されたことば、沈殿したことばに囲まれて私たちは生きており、このようなことばを離れては、コミュニケーションはおろか思考も認識も困難である。個人の力で、言語の支配の外に出ることは不可能である。しかし、ことばは本来そういうものだけではない。ことばの成り立ちにさかのぼればそこには常に、新しい価値、新しい意味の創造が伴っていたはずである。丸山の挙げた後者のことば（第二次言語、本質言語）は、そういうことばを示している。

本来は何のつながりもない星々をヒトがつなぎ合わせて星座ができているように、あるいは本来は光の連続体である虹をヒトが七色に区切るように、（注1）ヒトは独自の切り取り方で世界を分節する。そして一旦そのような区切り方が成立してしまうと、その区切り方を離れて新たな区切り方を個人が独自に作ることはほとんど不可能である。ひとたび星座を知った人が、星座を知る以前の「ばらばらでつながりのない星」を見ることがもはやできないことを想像してみればよい。

この区切り方の強制性、支配力が第一次言語の持つ制度化であり、その区切り方を組み替えるような新たな価値体系をもたらすことばが本質言語、第二次言語である。そして、そもそも言語の本質は後者であり、それが使い古されて沈殿したものが、私たちが普段使っている第一次言語である。このような理解に立って、もう一度ベース・チェンジを引き起こす力について考えてみよう。

「人の心に届くことば」「心に響くことば」「直球」「オリジナルなことば」……などと表現してきたベース・チェンジを引き起こすことばは、すべて丸山の言う第二次言語である。それは、既成の価値を打ち破り、いわば星座を組みかえるような働きをする。このようなことばは、あらかじめ用意することはできない。新たであることこそが第二次言語である条件であるからである。

しかし新たに誕生した第二次言語は、誕生とともにその第二次言語性を失う。二度目からは当初持っていた価値体系を組みかえる力はなくなり、「使い古されて擦りへった貨幣」のように既成の言語体系に組み込まれる。こうして最初は第二次言語であったものも、すぐに第一次言語になる。何回も通用する魔法のことばは絶対に存在しない。ベース・チェンジを引き起こすことばは、オリジナルのことばとして練り上げられ、ある時突然不意に表現され、一度だけ価値を組み替え、消える。

友達づきあい・看病・詩

ウィニコットは、統合失調症の病理にまなざしを向けた精神分析家であった。彼が統合失調症について述べた文章の中に次のようなことばがある。

「精神病（＝統合失調症・筆者注）からは患者は自発的な回復をなしうるが、他方精神神経症では自発的な回復はなく、精神分析が真に必要とされる。換言すれば、精神病は健康と密接な関係にあり、そこでは数えきれないほどの環境の失敗状況が凍結されているが、それらは日常生活におけるさまざまな癒しの現象、すなわち友達づきあい、身体の病気の際の看護、詩、などによって手をさしのべられ、解凍されるのである。(3)」

精神病すなわち統合失調症は、精神分析という技術ではなくむしろ人間的な出来事により回復する可能性があるとウィニコットは言っている。そしてその具体例として、友達づきあいと看病と詩の三つを挙げているのである。

私は、この文章を読んだ当初、なぜ「詩」が具体例として挙げられているのかが理解できなかった。しかし、今までの考察から「詩」が挙げられている理由が理解できる。「詩」は、丸山の言う第二次言語の代表なのである。人の心に届く言葉、オリジナルな錬成を経て浮上してきた一回だけのことば、それをウィニコットは「詩」と称したのだ。そして、統合失調症は「詩」によって「手をさしのべられ」、「解凍され」、慢性状態を離脱するのである。

「語ることは、まずは大衆にあって価値表示する簡単な通貨のごとき役割を果たすものだが、これに反して詩人にあっては、何よりもまず夢であり歌であって、それは虚構に捧げられた一つの技術の構成上の必然によって自らの潜在力を見出すのだ。…私が une fleur（花）と言う時、私の声は、はっきりとした輪郭を何一つ残すことなく忘れ去られてしまう。だが、それと同時に、現実のどんな花束にもない、知られた夢とは別物として、におやかな、花の観念そのものが音楽的に立ち上る。」

これは、丸山の著書[2]に引用されているフランスの詩人マラルメのことばである。「詩」が第二次言語であり一回性であること、詩のもつ「価値を組み替える力」がこの短い文章に表現されている。

否定的な形でしか与えられない条件

見てきたように、ベース・チェンジを引き起こすようなことば（＝第二次言語・詩・オリジナルなことば・直球…）は、結果として不意に現れるが、全く何もないところから現れてくるのではない。意識して用意できるものではないが、何らかの形で治療者の内部で繰り返し錬成されているものを基盤にして現れるはずである。であれば、この繰り返す錬成が起こりやすい条件を考えれば、結果的にオリジナルなことば・第二次言語…が現れ出てきやすくなるわけである。その条件とは何か。この問いは、おそらく「〜しない」という否定形でしか答えられない。思いつくままに挙げてみよう。

マニュアルや常套句に頼らない。
わかりやすい答を求めない。
用意して話すことをしない。

技術・技法に頼らない。
理論的であることにこだわらない。
投げ出さない。

このような否定形を保ち、その不安定に耐えて悩みを維持することが、その条件となるのではなかろうか。私は経験上、重度の統合失調症の患者さんとの治療ではとりわけこの態度が大切であると感じてきた。患者さんとの対話の前にはいろいろと考える。考えてしまう。治療の大切な局面では当然のことであり、避けられないことであるが、その上で自分で考えた「結論」を一方的に押し付けるような態度を排することが重要であった。いろいろ考えた上で、しかし、いわば「手ぶら」で面談に臨む。これはやってみると難しい。しかし、できないことではない。最近は統合失調症以外の方との治療関係も増えてきているが、深刻な自殺念慮、深刻な外傷を抱えた方との重要な局面でも同じことが言えると思う。

どうふるまってよいのかわからない場面で適切にふるまうことができる知恵

精神医学が医学であるためには、再現性・検証可能性・客観性を持ち合わせた科学的な知識であることが必要とされる。しかし見てきたように、統合失調症の治療に関しては、こうした

「科学的な知の枠組みを超えた知」が必要とされるのであった。この「知」のありかたは精神科医療という狭い領域でのみ必要なことではなく、広くヒトが重大な決断をなすときに普遍的に必要とされるものである。内田樹は次のように述べている。

「どうふるまってよいのかわからない場面で適切にふるまうことができる」というのが人間知性に求められていることである。「どうふるまってよいのか」についての網羅的なカタログが用意されていて、それと照合しさえすれば、すぐに、「とるべき態度」が決定されるような仕方で私たちの実生活は成り立っているわけではない。私たちの人生にとって本当に重要な分岐点では、結婚相手の選択であれ、株券の売買であれ、ハイジャックされた飛行機の中でのふるまいであれ、「どうしてよいのかの一般解がない」状態で最適解をみつけることが要求される。

理論的に考えると、「どうふるまってよいのかの一般解が存在しない状況で最適解を見つける」ということは不可能である。けれども、「論理的にそんなことは不可能である」と言って済ませていたら、生きる上で死活的に重要な決定はひとつとして下せないことになる。そして、実際に私たちはそういうときに正否の準拠枠組み抜きで決断を下しているのである。

ロジカルに言えば、「明証をもって基礎づけられない判断は正しい判断ではない」という命題は正しい。けれども、経験的には「明証をもっては基礎づけられなかったけれど結果的には正しかった判断を継続的に下すことのできる人」が私のまわりには現に存在する。

私はこの、「明証を持っては基礎づけられないけれど、なんとなく確信せらるる知見」を「常識」と呼ぶことにしている。そして、常識の涵養こそが教育の急務であると思っている。(4)

「どうふるまってよいのかわからない場面で適切にふるまうことができる知恵」「明証を持っては基礎づけられないけれど、なんとなく確信せらるる知見」とはとりもなおさず、中井先生の言う「自分でも用意していなかった問い」にはらまれている英知と同じものである。マニュアルを覚えることとは対極のこのような「知」を、だれもが「常識」と呼べるようになったら、精神医学も世の中もベース・チェンジするのではないだろうか。

〔文献〕

(1) 中井久夫「分裂病の慢性化問題と慢性分裂病状態からの離脱可能性」『中井久夫著作集』一巻、岩崎学術出版社、一九八四年
(2) 丸山圭三郎『ソシュールの思想』岩波書店、一九八一年
(3) D・W・ウィニコット『児童分析から精神分析へ』岩崎学術出版社、一九九〇年
(4) 内田樹「そんなの常識」『邪悪なものの鎮め方』文春文庫、二〇一四年

(注1) 丸山によれば、日本語文化圏では虹は七色に分割されるが、英語では六色、ウバンギの一言語であるサンゴ語では二色、リベリアの一言語であるバッサ語も二色である。(2) 虹はもともと七色で構成されているのではなく、光の連続体を日本では七つに、英語圏では六つに、サンゴ語圏とバッサ語圏では二つにそれぞれ区切ったのである。そして、そのように区切ると、その文化圏の人たちは虹をそのように「見る」のである。

統合失調症のそだち
――統合失調症の責任と孤独

（2016年）

はじめに

今回の特集[1]は「そだちからみたおとなの発達障害」であり、私がいただいたテーマは「統合失調症のそだち」である。統合失調症は「おとなの発達障害」ではないし、「そだち」が悪くてなるのでもない。にもかかわらずこの特集に取り入れられているのは、統合失調症が「そだち」や「そだてられ」が考察の対象になるような疾患であるからだろう。一九六〇年代には精神分析的な考えを背景にして、幼少時の対人関係が統合失調症の成因論としてしばしば議論された。一九八〇年代以降は、脆弱性や素因などといわれる統合失調症になりやすい傾向や病前の性格特徴がくりかえし考察されてきた。「統合失調症のそだち」というタイトルからは、そのような論考の延長線上にあるものがふさわしいかもしれない。しかし、今回はそのようなことを書くわけではない。ここでは統合失調症の人のもつ独特の責任感とそれと表裏一体である統合失調症独特の孤独について考察する。そのいきさつを簡単に述べておきたい。

私は以前、石牟礼道子の文学を題材にして統合失調症の患者さんたちの特有の人がらや生き方を考察したことがある。(2) とりわけ、彼らが「わけへだてなく、むこうみずともいえるやり方で、他者に自分を捧げる」あり方を論じた。石牟礼のことばでいえば、「根こそぎものをくれたがる性」という性格、私の名づけた言い方では「ラディカルな平等主義」という生き方である。また、同様の主題を書評の形で考察したことがある。ここでは写真家・鬼海弘雄の『世間のひと』という写真集を題材にし、歴史家・網野善彦の「無縁」概念と関連づけて統合失調症の人がらや生き方を考察した。(3) 小論は、その続きとなる。編集者はこの二つの論考を読まれて私に今回の原稿を依頼されたと思うので、いただいたタイトルからははずれるかもしれないが、同じ主題の続編として書かせていただきたい。興味をもたれた読者は、併せて読んでいただくとありがたい。

統合失調症と責任

緊張病性昏迷という病状がある。統合失調症の最も重い病態とされる。昏迷状態では、身体を固くさせて同じ姿勢を取り続け、まばたきすらしない。この状態を回復後にことばで表現するのは不可能に近く、この時患者さんの内部で何が起こっているのかは想像するしかない。あえてことばにすれば、「自分が身体を少しでも動かせば世界が崩壊する」という意識である。世界の崩壊を食い止めるために、微動だにせず同じ姿勢を保ち続ける。中井はこのことに関して次のように述べている。

「自分が身体を少しでも動かせば世界が崩壊する」という想念でさえ、そのために微動だにせぬようにしつづけていることができるのだろうか。そこまで「世界」に対して責任を負うという姿勢を貫けるものだろうか。全く別の病か。

「そこまで責任を負う」と書いたが、これはドッズの『ギリシャ人と非理性』(みすず書房、一九七二年)で出会った話で、患者の口から出たわけではない。しかし、かりに患者の口から出たとしても、私は笑わないであろう。そういう姿勢を感じさせるものがあったが、それは私なら私の問題なのだろうか。[4]

「責任感」は精神科臨床で鍵となることが多い。うつ病でも心的外傷でも責任ということが治療の大切な要素となることがある。もちろん統合失調症でもそのことは変わらないが、他の疾患とは大きく異なる点がある。それは、統合失調症では個人対個人ではなく、個人対世界の責任が問題になっているということである。統合失調症は全世界を相手に責任を引き受ける。

「そこまで責任を負う」のである。妄想などの主題がしばしば神や全能の存在となり、妄想の極限状態が世界没落体験になるのはこのことと関連している。

私たちはふだん対人関係のネットワークを作るときに、遠近、濃淡、勾配といったものを当然のようにつける。近い人と遠い人、よく知っている人とあまり知らない人との区別をつけ、その勾配に従って行動する。家族の病気のときにはつきっきりで看病し、友人が入院したら時々見舞いに行く。名前も知らない人の事故や病気なら、お気の毒にとしばし同情する。外国に暮らす人の戦争や災害には様々な感想をもつことはあるが、遠いところで起こっている事を身近な人のそれと同じように感じとることはない。これが概ねの人のバランス感覚であり、これを基にして世の中は回っている。しかし、統合失調症の人にはこのバランスがない。行きずりの人の不幸に、当然のように手を差し伸べ、自分を差し出す。はるか遠くでおこっている不幸にも身悶えする。外国で起こっている戦争や災害のニュースをみて「自分の責任でこうなった」と自責する統合失調症の人が多くいる。これは、しばしば「関係妄想」という症状として理解されるが、決してそれだけではない。遠くの不幸を親身に（親身すぎるほどに）受け止めた彼らの「身悶え」の表現としても受けとめるべきである。渡辺京二が石牟礼道子を評して書いた短文に以下のような話がある。

この人（石牟礼）は、よるべなく苦しんでいる者を見すごせないんですね。これは**異常な共感**

能力といえると思います。水俣病の場合も、患者に会うと患者にのり移ってしまいます。あるいは患者からのり移られてしまうのです。この共感能力は人間に対してだけではなく、もろもろの生類、さらには自然現象に対しても発揮されます。これは古代人的な能力だと思いますけれど、これが彼女の中に生き残っているのです。ですからよる辺ない無力な者を見ると自分で悶えてしまうということになりますけれど、それは一歩進めると、この世では心美しいものは必ず迫害されるのだという強迫観念になりかねない。彼女自身にこの世でどうもうまくやっていけない、自分だけでなく人間というのはそもそもこの世とうまく合わないのじゃないかという感覚があって、それが作品創造の原動力になっているのではないでしょうか。(5)（強調は筆者）

この文章は、石牟礼を評したものであるが、統合失調症ないし統合失調症的な人の責任と孤独を見事にとらえている。「異常な共感能力」は先ほど述べた遠近による勾配を越え、相手が人かどうかも越えてしまう。だから、人であろうと、人でなかろうと、「よる辺ない無力な者」を前にすると彼女たちは「自分で悶えて」しまい、自分を顧みず、時にはむこうみずな救済に向かう。

『椿の海の記』の主人公である、おもかさまと呼ばれる老女は、若いころに自分が山川で採取した食べ物やそれらを使ってこしらえた食べ物を村の人々に配って歩く人であった。その配り方は周囲から「根こそぎものをくれてしまいたがる」「すっからかんになるまで配りつく

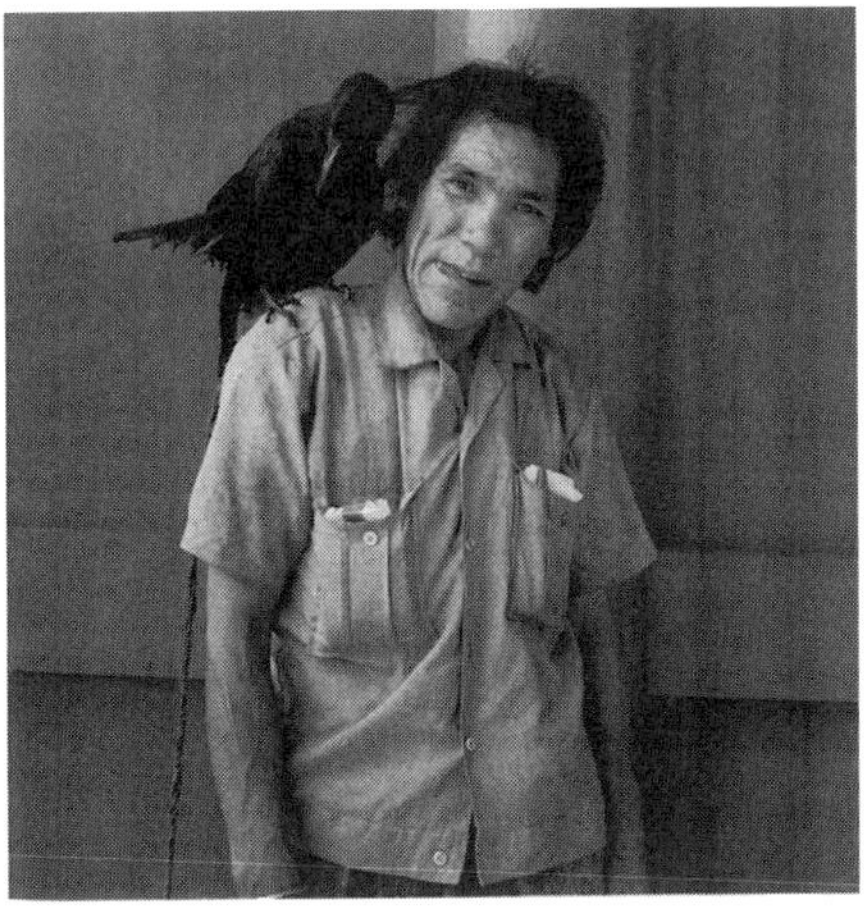

す」と評される。その対象も「神様も犬猫も区別なし、あとさきなしに、尽くすばかり」といわれるのである。[6] 先ほど述べた、「遠近・濃淡・勾配」が消失した関係のあり方や全世界に対する責任がよく表現されていると思う。

　私が書評を書いた鬼海弘雄の『世間のひと』[7]（ちくま文庫、二〇一四年）には、「カラスと暮す男」と言う肖像写真がある（写真）。写真は両者の関係を雄弁に物語る。彼はカラスを飼育しているのではない。タイトル通り、共に暮らしているのである。彼とカラスは「家族」である。カラスは日常もっともよく目にする鳥であるが、けっして人と暮らすことなどない異界の住人である。そのような存在と心を通わせともに暮らす。これも統合失調症的な遠近の消失、独特の責任のありかたを物語っているのではないだろうか。この男は傷ついて地上で苦しんでいたカラスと出会い、助けあげて手当と世話をはじめ、回復したカラスと家族になった。私的な想像であるが、そういう歴史をうかがわせる肖像写真である。
多くの人が無意識に形成している人間関係の「遠近」「濃淡」「勾配」。統合失調症の人たちの「責任」はこの「遠近」を容易に超える。あるいはまた、人と生類の垣根も当然のごとく越える。この独特の責任と共感は、渡辺の言うように、やがて「心美しいものは必ず迫害される」というこの世のかなしみに至る。石牟礼の小説には、繰り返しこの主題が描かれるのであるが、このかなしみの根源こそ、統合失調症に特有の孤独である。

統合失調症の孤独

次に引用するのは統合失調症患者さんの体験記である。

「統合失調症とはどんな病気か」と問われて真っ先に思いつくのは、「なるべくしてなった」ということです。小中学校の時、五回転居しましたが、どの学校でも人気者で、私のまねをする同級生もいました。しかし転居のたびに、新しい土地に慣れて新しい人間関係を作るためには多大なエネルギーが必要で、小学校六年の転校の時に強烈な孤独感に襲われました。そしてどこにいても自分は一人だという意識にさいなまれ、場違いな感じがつきまとうのです。この孤独感と向き合うことが現在の課題でもあり、この感覚から統合失調症のさまざまな問題が発生しているように思います。

最初の記憶は幼稚園の一コマです。運動会の時、走った後に保育士さんから贈り物をもらう場面がありました。私はこの時、好意の贈り物であることはわかっていたのですが、どうしても受け取ることができませんでした。受け取ってしまえば相手に取り込まれることを恐れたのです。社会は、人と人がものを贈り合うことで成り立っていますが、私はどうしてもそれができません。人と親密になり何かに所属することができないのです。

内面ではこのような感情を抱えていましたが、現実生活では少年時代、学級委員長、中学では生徒会副会長を務め、人前で話すことが得意で、特に弁論大会ではクラス代表になって活躍しました。活躍すればするほど現実と内面の溝は深まり、小学校四年の時に『家庭の医学』を読み、いずれ自分は統合失調症になると予感しました。(8)

これはお二人の方の回想であるが、非常によく似た孤独感を読み取ることができる。人と人とが語り合い、親密になり、物を贈り合い、わかちあう。この一見当たり前のネットワークに自分一人だけが所属できないという絶対的な孤独が、幼少時より彼らの中で痛烈に意識されている。さらに引用を続ける。

私は日々「なぜ生きるか」については考えていますが、例えば、夕方をどう過ごすかとか、仕事時間をどうやって増やすか、親なき後にどう生活するかといったことは聞かれるまで考えていませんでした。こんな質問をされるとびっくりして足がすくわれる思いがします。

孤独とは何かについて考えるが、夕方の一人の時の時間をいかに過ごすかは難題です。

無理が一定のレベルを超えると、頭の中がさわがしくなり、音が記憶に刻み込まれるように聴こえ、言葉が出ない状態になり、ほとんど死んだようになってしまう。しかし無理がなくなったら自分が壊れそうで怖いので、毎日一念発起して状態を作っている。

毎日、在り方の転換を希求している。私はそれを〝再生〟と呼んでいる。(8)

ここで述べられていることは、貴重な証言である。彼らは「なぜ生きるか」は考えられても、「今日の夕方をいかに過ごすか」という問いの前では立ち往生する。あるいは「無理がなくなったら自分が壊れそう」なので「毎日一念発起」をし、「毎日、在り方の転換を希求」する。これらのことばは、統合失調症の孤独と苦悩を見事に伝えている。彼らには、贈り物をもらうことや、夕方のひと時をすごすことの方が、「無理」や「一念発起」よりもはるかに難題なのである。私自身にはこの感覚はないが、統合失調症の人たちと長くつきあい、理解しようと努力を重ねてきたから、彼らのこの独特の感覚が少しはわかる。だから、このような回想を読むと驚嘆と納得と尊敬と不安がまざりあう独特の気分になる。

私たちは、昨日と今日と明日は連続していることや、昨日の自分と今日の自分とが同一であることや、私がいま目にしている対象物（私がキーボードをたたいているこのパソコンや、庭を歩き回る猫など…）が、いつも同じものであることを疑いもなく信じている。しかし、この同一を保証する根拠は何もない。ただ信じているのである。今日の夕方が昨日の夕方と同じように到来して、終業時間になったら帰宅して夕飯をとり、一一時になれば床に就くということを疑いもせずに予期しているが、それが確実に実現する根拠はない。日常が突如裂け目を生じ、孤独が突然自分と世界を隔てる深淵となって現れる。「みんなはそうかもしれないが、私だけは違う」。周囲の世界は安定した客体ではなく、いつなんどき流動し彷徨するかわからない。この深淵に彼らはたじろぎ、恐怖する。それをなんとか塞ぎ、凌ぐためには、そのつど「一念発起」「無理」を繰り返し、そのつど「生きる意味」「在り方の転換」にただひとりで取り組まなければならない。これが統合失調症の孤独であり、私たちが理解しなければならない彼らの苦しみの本質であると思う。

エマニュエル・レヴィナスの孤独

哲学者エマニュエル・レヴィナスの著書は、存在と孤独と責任をめぐる緊張の高い文章が怒涛のように書かれている。砂嵐のような文章と言った人がいる。私はそれを読むたびに、この人はこれを書かざるをえなくて書いている、書くことによってのみ孤独という厄介にかろうじて対処しているという感想をもつ。休むことができない、続けるしかない、それでようやく地面に立っていることができるような作業。中止すると地面そのものが深淵に沈み込んでしまうがゆえに、立ち止まることができない作業。完成することがない、ゴールと言うものが想定されることがない作業。それがレヴィナスにとっての記述である。

レヴィナスにとっての書き続けるという営為と、先ほど引用した患者さんたちの「一念発起」「無理」が私には非常に近いもののように思える。本来、「一念発起」も「無理」も毎日行うたぐいのものではない。特別な目的のため、特別な理由があって、やむを得ず、短期間だけ行うのが「無理」であり「一念発起」である。無理のない平常の生活があり、それを跳躍台にして特別な場合にだけ無理をするのが普通の人の生き方である。しかしレヴィナスや統合失調症の人の生き方は、平常が「無理」「一念発起」であり、機能しない跳躍台を繰り返し踏み切って、越えられない溝を越えようとする行為に例えられよう。そのためか、レヴィナスの描く孤独は統合失調症の孤独と極めて近い。以下はレヴィナスの引用である。

孤独の身を切り裂くような痛切さは何に由来するのであろうか。（…中略…）人々のあいだではすべてはが交換可能だが、実存することだけは別だ。その意味では、存在すること、それは実存することによって孤立することである。

日常生活はわれわれの孤独に発して、まさに孤独を成就するとともに、孤独の奥深い不幸に応えるという無限に重大な試みをかたちづくる。日常生活は救済を求める気遣いなのである。(9)

孤独は、身を切るような痛切さを与えるが、存在することに必然的に伴う。「存在すること」は「孤立すること」なのである。日常生活とは「孤独を成就し」「孤独の奥深い不幸」に応える試みである。これらの表現と「無理がなくなったら自分が壊れそうで怖い」「毎日在り方の転換を希求している」ということばが非常に近いところにあることがわかっていただけようか。無理な跳躍を重ねて彼らがたどりつこうとしているものは何か。「孤独の奥深い不幸」「救済を求める気遣い」である。私の理解では、これこそが「全世界の責任にわけへだてなく応える」ということではないかと思う。そのようにしてかろうじてやりくりしても孤独と不幸が解消されることはない。それでもそれを求めてそのつどの跳躍を繰り返す。これが統合失調症やレヴィナスに共通する日常生活である。これはまた、渡辺のいう「この世では心美しいものは必ず迫害されるのだという強迫観念」との相克でもあると思う。

おわりに

書きたいと思うことのわずかしかことばになしえていない。紙数も能力も今日のところはここまでであるが、患者さんたちやレヴィナスの試みがエンドレスであるのと同じように、私のこの作業も終わりがない。機会がいただければ、いずれまたことばにしていきたい。書いてきた「責任」や「孤独」は、手記を引用した患者さんや石牟礼さんやレヴィナス先生だけが体験しているものではない。彼らが他の患者さんと違うのは、ことばで表現しているという点だけである（もちろんこれには多大な努力とエネルギーが必要であり、この点でも敬意と感嘆を禁じえない）。私は、ここで論じたことの大半を、日々接する患者さんたちから教えられ、導かれてきた。エンドレスな考察をすることも日常生活のひとつとなった。幸か不幸か。いまは幸いと思える。深く感謝している。

〔文献〕
（1）滝川一廣他『そだちの科学』二六号、日本評論社、二〇一六年
（2）横田泉「石牟礼道子の文学と統合失調症」『統合失調症の回復とはどういうことか』日本評論社、二〇一二年
（3）横田泉「読書のひろば　鬼海弘雄『世間のひと』他」（書評）『統合失調症のひろば』五号、日本評論社、二〇一五年

（4）中井久夫「私が患者から教わったこと」『統合失調症のひろば』創刊号、日本評論社、二〇一三年
（5）渡辺京二「石牟礼道子の自己形成」『もうひとつのこの世―石牟礼道子の宇宙』弦書房、二〇一三年
（6）石牟礼道子「椿の海の記」『石牟礼道子全集・不知火第4巻』藤原書店、二〇〇四年
（7）鬼海弘雄『世間のひと』筑摩書房、二〇一四年
（8）中井久夫監修・解説『統合失調症をたどる』ラグーナ出版、二〇一五年
（9）エマニュエル・レヴィナス「時間と他なるもの」『レヴィナス・コレクション』筑摩書房、一九九九年

私の薬物療法──歴史・反省・考察（2014年）

はじめに

今回私がいただいたテーマは、私自身の薬物療法についての歴史と反省である。あらためて振り返れば、私の臨床は後悔と反省の連続である。しかし、反省のないところには進歩もない。自分の今後と後に続く方々の発展にいくばくかは寄与すると信じ、同じ過ちを繰り返さないという自戒をこめて、私の薬物療法を振り返ってみたい。

けんかと注射

今から三〇年前、一九八三年に私は精神科医になった。大学病院での研修を終えて最初に赴任した病院は、病院の収容所化に反対し患者さんの権利を大切にする機運があった。治療に熱心であり、退院の促進にも力を入れていた。閉鎖病棟の開放化に取り組み、四つの病棟のうち二つが開放病棟という、当時としては先進的な病院であった。開放病棟には患者自治会があり、毎週話し合いがもたれていた。当時珍しかったアパートへの退院にも取り組んでいた。退院を目指す患者さんに親身に寄り添い、一緒に外出し、退院について家族と粘り強く話し合う職員も多くいた。

しかし、いかんともしがたい厳しい現実も多々あった。退院促進や退院後の支援をするには、人的にも物質的にも資源が決定的に不足していた。患者さんが退院すると、結果的にすべてを抱え込むことになるため、ほとんどの家族は退院の受け入れに消極的であった。回復しても退院の望みがなく、怒りと絶望で一杯になっている患者さん。受け入れた後の強い不安を語り、退院に反対する家族。どちらにももっともな言い分があり、私はその間で揺れ、悩み、おろおろした。このような状態であったから、多くの患者さんにとって、不本意ながらも病院が生活の場となっていた。その上、超過入院も黙認されていた。というより、良心的な病院経営をしようとすると、超過入院による収益で辛うじて経営が成り立つという医療経済構造であった。

その結果、狭い畳の病室にたくさんの患者さんが詰め込まれるようにして入院していた（今では信じられないことであろうが、当時の精神科病院の病室は畳部屋が多かった。ベッドは場所をとるから超過入院に向かないという理由であった）。この狭さが、患者さんに決定的に悪い影響を与えていた。家族からも世間からも拒まれ自暴自棄になっている人が、狭いところにひしめき合うように入院させられているのだから、心穏やかでいられるわけがない。さらに悪いことに、身体の接触に敏感であるという統合失調症の特性がある。統合失調症の人は、体が触れることや私物に触れられることに、ことのほか敏感である。時には、侵犯した相手に不本意ながらも反射的な暴力を向けてしまうこともある。身体を踏まれた、布団を踏まれた、私物に触られた、私物を盗まれたなどの理由でのけんかが絶えなかった。

当時の私の仕事の半分は、けんかの仲裁と興奮を鎮める薬物の処方であった。けんかがあると医師が呼ばれ、スタッフと一緒に仲裁をした。もちろん両者の言い分を聞き、解決と仲直りのために話し合いをした。しかし、そのあとには必ずと言ってよいほど薬物投与が伴った。たいていハロペリドールやレボメプロマジンのような鎮静作用の強い筋肉注射を処方した。口げんか程度なら内服処方であったが、けんかが激しい時は、注射を一日二回とか三日連続とかで処方することもあった。「仲裁」には鎮静剤が伴う。これが、全病院的ルールであり、嫌がる患者さんは意外と少なかった。私も、いつしか疑問を感じずにこのような処方をするようになっていた。結果として、けんかっ早い人や反抗的な人に、高用量の鎮静系薬剤が投与されることが多かった。しかし、こういう人は同時に、不満があっても我慢せずにしっかりと自分の主張ができる人でもあった。

入院時も注射

入院時にも、鎮静剤の注射が必須であった。ハロペリドールなら一〇mg以上、レボメプロマジンであれば二〇〇mg以上の高用量の内服薬を入院初日から処方した。その上、入院後三日間は一日一〜二回の注射も併用することが多かった。入院後に予測される、興奮やトラブルを防止するためである。これも当然のように行われていた。

このような処方の結果、当然のことながら錐体外路症状、便秘、低血圧、過鎮静などの副作用も当たり前のように見られていた。長期間の高用量・多剤併用処方の結果、腸閉塞を起こす人、嚥下障害を起こして食べ物をのどに詰まらせて窒息する事故、突然の心停止などの急変も少なくなかった。その都度反省はするものの、大きな方向転換がなかなかできなかった。何故できなかったのか。以下、私自身の認識の変化をたどりながら、その理由を考えたい。

「鎮静」の思想

ふりかえれば、当時の私にとって薬物療法の第一の目的は「鎮静」であった。興奮を鎮め、穏やかになっていただくために薬を処方する。幻覚・妄想・感情障害など、症状が原因の興奮であれば、薬が効いて症状が改善し、その結果興奮が鎮まるということも期待できる。しかし、人が興奮するのはさまざまな理由からであり、先ほど挙げたように病気とは直接関係のない原因も多々あった。それどころか、今にして思えば、病院の環境や私自身の未熟さが興奮を引き起こしていることも少なくなかった。症状に由来しない興奮には当然のことながら薬は効かない。そんなものまで、薬で対処しようとしていたことがそもそもの間違いであった。これが第一の反省点である。

悲観的予後と荒療治

当時、統合失調症は「宣告」される病気であった。一度罹患すると治癒することはなく、時とともに病状は進行し、やがて欠陥状態・荒廃状態に至るという悲観的経過論が支配的であった。この恐ろしい病気を食い止めるためには強力な治療が必要であり、少々副作用を伴ってもやむをえないという考えが当時の医学界にも私にもあった。がんに対する化学療法や放射線療法に近い考え方と言えようか。「強力な治療」の反映がショック療法や精神外科であり、高用量の薬物療法であった。ショック療法や精神外科には当時から批判・論争があり、精神外科はすでに禁止されていた。私も表向きはこれらの治療に批判的であったが、背景にある思想にどれくらい迫れていたかとなると心もとない。

今なら当たり前のことであるが、統合失調症は、抗がん剤のようなリスクの高い治療を選択せざるをえない病気ではない。神経変性疾患のような進行性の病気でもない。うな早期リハビリをしないと症状が固定する病気でもない。しかし、当時の認識はそうではなかったのである。

もちろん私も例外ではなかった。私は熱意をもって患者さんに接し、規則正しい生活や就労に向けた作業を奨励し、不安がる家族を説得して退院を促した。高用量の薬も投与した。そこには、高用量の薬や侵襲的な治療を使ってでも早期に病勢を止めないと、病気を「進行」させてしまうという私の中の不安と焦りがあった。あるいはまた、早期にリハビリをしないと症状が固定し、回復不能となるという意識もあった。私は医師としての使命感に従って、高用量の処方をし、休みたがる患者さんを激励して活動を促した。私の熱心さが逆に災いして、結果的に病気をより悪くさせてしまったと悔いが残ることも少なくない。これが第二の反省点である。

寛解過程論との出会い

中井久夫先生の寛解過程論[1,2]を理解するようになって、私の統合失調症に対する認識が大きく変わった。何よりも経過と予後に対する見方が変わった。統合失調症は、本来は回復しやすい病気であるが、治療環境による影響を受けやすく、いわば「こじれやすい」性質がある。治療環境を理想的に保つことができれば、順調な回復が見込まれるというのが、中井先生の考えであった（先生は結核をモデルとして挙げておられた）。順調な治療を阻んでいる環境要因は、私たち自身――精神病院の環境・病気に対する偏見・私たちの思い込み――にもあった。

寛解過程論を通して統合失調症を眺めると、今までとは違って見えることがたくさんあった。欠陥状態のはじまりと恐れていた急性期後の長い睡眠は、回復に必要な休息であった。身体症状の出現は、止まっていた身体機能の回復を告げるサインであった。認識の変化とともに、早く治さないといけないという私の中のプレッシャーはしだいに軽くなった。この頃になってはじめて、私は落ち着いて回復を待つことができるようになった。それに伴い、薬の使い方も無理のないものになっていった。

治療者自身を処方する

中井先生の考え方を実践し、詳細な経過報告を書かれたのが星野弘先生である。私は先生の論文[(3)(4)]を参考にして、患者さんに対する姿勢を改めていった。とりわけ、治療関係が悪化してこじれている人・誰とも信頼関係が結べず孤立無援になっている人・腫れ物に触るように処遇されている人に対する治療について学ぶことが多かった。先生はこのような患者さんについて次のように書かれていた。このような人は、人間に対してあまりにも誠実なので、治療者の不誠実が許せない。結果として、治療と闘う患者さんになってしまっている。だから、治療者が患者さんのその誠実さを受け止め、治療関係を修復することができさえすれば、この人たちは私たちの予想をはるかに超えて回復する。よくなってみると、みんな竹を割ったようにさっぱりとした人である——。これが先生の力強い主張であった。私はこの確固たる信念に、統合失調症臨床に対する希望と勇気をいただいた。私にとって、後にも先にもこれほど力強いメッセージはない。

さて、先生の著書の中に「治療者自身を処方する」という名言がある。処方は何も薬に限らない。自分自身が患者さんに受け入れられ信頼されるようになることで、薬以上の効果があるということである。(注) 事実、信頼関係と患者さんの納得のもとに処方する薬は、少量でもよく効いた。患者さんの切実な求めに応じて薬を大幅に減らしたところ、嘘のように症状が治まった人がいた。長期の保護室使用と大量の薬物療法も電気けいれん療法も無効であったが、隔離をせずに信頼関係の回復に努めることによって病状が回復した人がいた。(5) 私は次第に、よい関係を取り結ぶことが精神科治療では何にもまして大切なことと思うようになった。しかし、一口に信頼関係を築くと言っても簡単なことではない。いくつかよい経過を得たケースを今までにも報告したが、(5) 必ずしも道は平坦ではない。私の臨床は相変わらず悩みと試行錯誤の連続である。

おわりに——パワーで勝負しない

「パワーで勝負しない」。これも星野先生のことばである。今まで書いてきたことが、この一言に集約されているように思う。ドラマチックな治療効果を望まない・強力な治療を選ばない・高用量の薬を使わない・痛いところにいきなり触れない・治療合意をめざして時間をかける・落ち着いた穏やかな回復をめざす…。

「パワーで勝負しない」ということばが示唆することは実に多い。逆に言えば、精神科において「パワーで勝負しない」臨床を行うことは、それくらい難しいということである。精神科医療にはパワーで抑え込むことを可能にする構造が備わっているので、油断すると容易にパワーに頼ってしまい、しかも当人は気がついていないという事態が起こる。かつての私のように、当たり前のようにパワーで抑え込むことを生業としてしまうのである。この危険を避けるためには、自分の治療内容が多くの人に開かれていることと、仲間がたくさんいることが必要だろう。患者さん、家族との対話を欠かさず、スタッフとの情報交換を大切にすることが、ひとりよがりな治療、パワー勝負を避ける知恵につながる。

残念ながら、見渡せば最近の治療理論にもパワー勝負と思われる強引なものが散見される。その代表的なものが「治療抵抗性統合失調症」という概念である。これは、通常の薬物療法が奏功しない患者さんを「治療抵抗性」と決めつけて、より強力な治療を進めるという思想である。私は、反省と自戒をこめて「治療抵抗性統合失調症」概念に「抵抗」することをここに宣言しておきたい(6)。

現在の私は、どれくらいパワーで勝負しないでやれているのか。あまりほめられたものではないかもしれない。心もとないところも多いが、少しでも理想に近づけるよう日々の臨床を大切にしていきたいと思う。私の反省が、これから臨床を深めていく人に多少なりとも寄与できるとしたら、このようなことを書いた意義も少しはあろうかと思う。

〔文献〕

(1)『中井久夫著作集』一巻（精神医学の経験：分裂病）、岩崎学術出版社、一九八四年
(2)『中井久夫著作集』二巻（精神医学の経験：治療）、岩崎学術出版社、一九八五年
(3) 星野弘『新編・分裂病を耕す』日本評論社、二〇一七年
(4) 星野弘『精神病を耕す』星和書店、二〇〇二年
(5) 横田泉『統合失調症の回復とはどういうことか』日本評論社、二〇一二年
(6) 横田泉「統合失調症の治療課題――『治療抵抗性』と言わないために」（本書所収）

（注）「はじめに、私という医者を処方する。人間を信用しても大丈夫（無害）と思ってもらえるように、礼儀正しく接して丁寧な言葉を遣い、（中略）声のトーンに注意を払う。患者を子供扱いしたり、慣れあわないこと、毅然とした態度を保持し続けることが大切であろう。」

「一般に患者は人間に失望して傷ついていることが少なくなく、引き籠もる。時に自棄的になったり、諦

めたり、自らの存在を否定的に考える傾向がある。患者は社会や家庭で良い思いをしていないことが多い。私は患者の社会や人間への不信をほぐすために、私自身を見本に示すことを心掛けるようにしている。」

「精神科医が治療者として良き現前とならずしてどんな意味があろうか。医者を処方するとは、良き現前たらんとすることである。繰り返しになるが、医師が人間の代表であり、悪くても無害であって、時には救いになることもあると知らしめることが患者の回復を順調にするだろう。」

（星野弘『分裂病を耕す』より）

慢性統合失調症からの回復

（2015年）

はじめに

私は慢性統合失調症について考える際には、中井久夫先生の「分裂病の慢性化問題と慢性分裂病状態からの離脱可能性」[1]（以下、本論文）という論文を常に参考にしてきた。「統合失調症の慢性化」を考える時には、本論文は欠かすことができない。ここでは、本書所収の「自分でも用意していなかった問い」にひき続き、本論文を引きながら慢性統合失調症からの回復について考えてみたい。

精神科医の二重の任務

「二十世紀後半に精神科医であるものは、たいてい二重の任務をもっている。一つは、新しく発生した分裂病を、その初期あるいは前駆期に治療し、できるだけ順調に寛解過程を通過するようにもっていくことである。しかし、任務にはいま一つある。それは『慢性分裂病者』の名のもとに精神病院に長期入院している人たちをその『慢性分裂病状態』から離脱させるという任務である。[1]」

これは本論文の書き出しである。今から四〇年前の著書である。残念ながら二〇一五年の今日でも、私たち精神科医は同じ任務を担わなければならない状況にある。見渡すところ「慢性化させない治療」は定着したとは言えないし、慢性状態の人への治療的関心は低いままである。聞くところによると、都市圏の病院では新規入院を受け入れるための空床を作るために、長期入院の患者さんを遠方にある「後方病院」に転院させているという。[2]この目で見たことではないが、転院とは名ばかりの追い出しに近いものもあるようだ。転院させられる患者さんにとっては、過去には病院の都合で無理やり入院させておきながら、今ごろになってまた病院の都合で無理やり追い出されるという二重の理不尽があるのではなかろうか。

このような待遇ひとつ取り上げても、慢性期の患者さんへの軽視はただごとではない。ことは待遇だけにとどまらない。このような待遇に象徴される「まなざし」そのものが、統合失調症の悪化や慢性化を招き、慢性期状態からの離脱をより困難にするのである。「慢性化問題」はそこから問い返されなければならない。

Does not count（勘定に入っていない）

「慢性化状態の維持を強化するのに力のある要因は何よりもまず人間的要素である。医師が～たとえいつも多忙なのが医師であるにしても～患者がまるで存在していないかのように病棟内を往来するならば、患者からもさぞかし医師の姿は『自閉的』にみえることであろう。軽く会釈して通ることを病棟の医師が日々行うならば病棟の雰囲気は次第に変わる。少なくとも職員が病院において“Patient does not count”ではないことをことばでなく態度で示すことが行われれば行われるほどよい[1]。」

“Patient does not count”は直訳すれば「患者は勘定に入っていない」ということだ。もう少しわかりやすく訳せば、患者さんが医師や職員の「眼中にない」という状態を指すのであろう。ハナから相手にしないこと、人として尊重しないこと、向き合う個人としてではなく管理する集団としてしか見ないことを指す。小さいことでは、出会ってもあいさつしないという態度から、大きなことでは、有無を言わさぬ転院まで、does not count の実例は現在でも枚挙にいとまがない。以前に書いたことだが、「治療抵抗性統合失調症」ということばも私にはその一つと思えて仕方がない[3]。病院方針のために平気で「後方病院への転院」を言い出せるセンスと、マニュアル通りの治療をしたけれども病状が改善しない人に平気で「治療抵抗性」と言えるセンスは根が同じである。どちらも does not count の代表である。精神科治療は双方向の共同作業であること、治療が停滞するときは自分自身を点検しなければならないことが、こういう医師には見えていない。建物がいくら新しくおしゃれになっても、「患者様」と業界用の敬語を使って話しても、患者さんに対するまなざしが変わらなければ何も変わらない。中井先生が「患者さんにあいさつしなさい」と教えなくてはならなかった状況は、残念ながら四〇年たった今もかわっていないのではないか。

心の生ぶ毛あるいはデリカシー

「たまさかの治療場面で治療者が感じる、慎みをまじえたやさしさへの敏感さにあらわれているような～きわめて表現しにくいものであるけれどもあえていえば～一種の『心の生ぶ毛』あるいはデリカシーというべきものをこの人たち（未治療でしかも生活が破たんしていない慢性統合失調症の人たち……横田注）は失っていないように感じられる」

「きわめて漠然とした表現しかできないけれども先に述べた『心の生ぶ毛』を保ったまま寛解の全過程を通過することが非常に望ましいのである。患者であろうとなかろうと、『心の生ぶ毛』は、一旦失ったら取り戻すことがむずかしい。治療の基本的条件として、これは治療者への一つの課題である。この課題を無視すれば、治療者自身も大きなマイナスをこうむるだろう。[1]」

ここに書かれている「心の生ぶ毛あるいはデリカシー」というものは、精神科病院で働いたことのある人には直観でわかるものである。これが保たれている人と摩耗させられている（「させられている」と書いたのは、ほとんどの責任は医療側にあるからである）人との違いは歴然としている。摩耗させられている人との治療は、治療が治療らしいものとしてスタートするまでに多大な努力を必要とする。

古くは「処遇困難」、近年では「治療抵抗性」と呼ばれている患者さんの大部分は、デリケートな部分を尊重されなかったり傷つけられたりしていることが影響している。病状そのものが重い場合も時にはあるが、回復の困難さが病気だけに由来していることは極めて少ない。治療者が自分のあるいは自分たちの責任を引き受け、しかも慣れあうことなく治療関係回復の模索を続ければ、治療関係に変化がみられる。もちろん多大なエネルギーが必要であるが、それを惜しまぬ覚悟をして臨みさえすれば、患者さんの中の可塑性が失われていないことを実感させられる日がやがて来る。星野弘先生の著書『分裂病を耕す』『精神病を耕す』にはそういう実例がたくさん挙げられている。「処遇困難」や「治療抵抗性」ということばは医療者の言い訳に過ぎない。こういうことばを使わないようにすることが、可塑性や新たな可能性の発見につながるのである。簡単にあきらめていいわけがない。

心の生ぶ毛あるいはデリカシーは、未治療の人に保たれていることが多いと中井先生が書いているように、しばしば精神科治療自体が「心の生ぶ毛あるいはデリカシー」を摩耗させてしまっている。乱暴な治療、機械的な治療、一方的な治療が医原性のこじれを引き起こし、その繰り返しがこういう結果を招いているのである。特別なことをする必要はない。患者さんの訴えをしっかり聞き、治療の合意点をさがし、治療の必要性を説明し、医師を信頼してもらう努力を重ねる。こちらが間違っていた場合は率直に謝り、話し合いを重ねて治療関係を円滑にする。星野先生が繰り返し説いていることである[4][5]。

治療のとりかかり点

「……慢性病者を眺めてみると、彼らが、その単純で反復性の高い日常にもかかわらず、非常な程度で日々変化し続けていることがわかる。諏訪らは慢性分裂病に精神生理学的に非常に高い動揺性を観察したが、それは決して生理レベルに尽きるものではない。緘黙を続けている病者の絵画は……めまぐるしく変化する。……身体面の変化もこれに劣らない。ありとあらゆる自律神経系の反応が出現しうる。」

「……観察の精度がある限度以下になると、分裂病の人の身体反応はほとんど周囲の人の注意の網からまったく洩れてしまうが、慢性分裂病者の多くは、実は一般に心身ともに動揺してやまないものであり、慢性分裂病状態は決して安定した『状態』ではないと私は思う。これらの動揺の中に『治療のとりかかり点』を発見することが、離脱のいとぐちとなる。[1]」

慢性期の患者さんには大きく二通りある。慢性期にありながらも揺れてやまない人と、外から見る限りは変化の少ない人である。しかし、ここに書かれているようにどちらのタイプも実は「動揺してやまない」心身状態にあり、それは「精度をあげないと」見えてこない。

精度を上げるとはどういうことだろうか。幻覚、妄想、思考障害のような病的体験、「統合失調症」に比較的特異的な症状にのみ着目するのではなく、以下のような非特異的な面に注意を向けることである。

①体温、脈拍、血圧、排便、体重、食事摂取量など看護記録や熱計表に書かれる身体の状態（臨界期の発見はここからはじまった）

②姿勢、歩き方、寝ている時の様子、ご飯やおやつの食べ方、たばこの吸い方、衣服の着方、

お風呂の入り方、など衣・食・住の様子
③舌の状態、足底のひびわれ、足の爪の様子など、身体の「辺縁」の様子

こういう面に注目することによって、ことばの少ない患者さんも動きの少ない患者さんも実は単調で変化がない人ではなく、日々豊かなメッセージを伝えている人として見えてくる。星野先生が繰り返し書いておられるように、順調な回復過程を再開しだした人の体重は徐々に増加し、程よいところでバランスがとれて安定する。精神が安定すると、うなだれ、引きずられるように歩いていた人が、軽い足取りで歩くようになる。姿勢や動きが柔らかくしなやかになる。激しく詰め込むように食べていた人が、ゆっくりと味わって食べることができるようになる。たばこの吸い方が苦しそうではなくおいしそうになる。お風呂に入ることが怖くなくなる。足の裏の鶏眼（うおの目）や爪白癬（足の爪を伸ばしたままの状態のところに垢などがたまって菌が繁殖した状態）が改善する。このような変化は、精神的な変化と密接に結びついており、ことばの上での変化が現れるよりも早く、しかも鋭敏に回復を告げる。

そしてまた、こういう面への着目とそれに基づいたかかわりの継続が、慢性病態からの回復につながる。これが「とりかかり点」である。「とりかかり点」は治療者がその気になって精度を上げて見ようとすれば、いくらでも見つけることができる。逆に見ようとしない治療者の下で統合失調症は「慢性化」する。

「問題行動」と「とりかかり点」

私が精神科医になったころ、治療者を悩ませる患者さんの行動は「問題行動」と呼ばれていた。今はあまり聞かなくなったが、どうなのだろうか。私はこのことばを知るようになって以来、ずっとこのことばに違和感をもっていた。「問題行動」という呼び方自体にその思想が反映しているように感じられて仕方がなかった。

「問題行動」は「解決」されなければならないという命題が先にあり、「解決」は患者さんの精神状態の理解や苦悩への共感とはかけ離れていることが往々にしてあった。暴れる人には鎮静効果の強い薬物、それでも暴れる人には隔離や身体拘束、拒食の人には経管栄養、過食の人には買い物制限・外出制限、多飲水の人には水制限、服を脱ぐ人には「つなぎ服」……。強引な「解決」は精神科病院では日常の風景であった。私の周りでは最近はこのようなことはほとんどないが、読者の周りではいかがであろうか。

「問題行動」は「解決」されるべきものではなく、まず「理解」されなければならない。患者さんがそのような行動をとることの背景には必ず理由があり、その理由を知るとそこに患者さんなりの切実な思いや自己治癒努力が見えてくるからである。以前にも書いたことだが、統合失調症の人のニコチン摂取（喫煙）やカフェイン摂取（コーヒーやコーラ）は、それにより緊張を減らそうとする彼らなりの努力の現れと考えられる。自己治癒努力に治療者が気付かず、ニコチンやカフェインが強引に制限されたり取り上げられたりすると水中毒へと「発展」してしまう。こうして治りにくい水中毒が併発する。

このような理解に立つと、喫煙や飲み物の制限をすることは水中毒の治療にはならず、逆に病態を悪化させることにもなりかねないことがわかる。落ち着いた安心できる環境で飲んだり食べたりすることを楽しめるように環境設定し、一緒に食べたり飲んだりすることこそが「治療」となるのである。

何度も服を脱ぎ捨て、窓から捨ててしまう人がいる。「問題行動解決的発想」では、脱げない服を着せるとまではいかなくても、窓の隙間を狭くして捨てられなくしてしまうという「解決法」が浮かぶ。しかし、私たちはそうはしない。服を脱ぎ捨てるということは、当のその服がその人にとってとても嫌な感じ、着続けることが苦痛であるような何かであることを示しているのである。だから、そのような時には、安全で心地の良い服を提供することを心掛けるべきなのである。投げ捨てた服は職員が回収し、時には時間をおいて一緒に取りに行った。用意しているものから気に入った服を選んでつけてもらった。衣料品店に出かけ、一緒に服を選んだ。こういうケアを通して数か月後には、この患者さんは服を脱ぐことも投げ捨てることもなくなった。同時に疎通性もかなり改善した。時々見られていた不眠が全くなくなった。

「食」の病理は食べることを通じて回復する。「衣」の病理は着ることを通じて回復する。「問題行動」は「問題」なのではなく、回復へのとりかかり点・いとぐちとして理解されなければならない。

他では経験できないよろこび

今日のお昼ご飯は、入院患者さんが作ってくれた野菜炒めをいただいた。午前中から買い物に行き、キャベツ・豆腐・ソーセージ・もやしを買い、調理室で作ったのだそうだ。聞くところによると、昨日の夜はあまり眠れなかったのだそうだ。しかし、野菜炒めの味はほどよい塩加減で絶品だった。

この人と出会ったのは二〇年前である。お互い三〇代。私はオリブ山病院に赴任したばかりであった。彼女は保護室での隔離状態が三年目となっていた。主治医となりさらに三年かかったが、彼女は保護室を出ることができた。その経過は以前に書いたので読んでいただけるとうれしい[6]。彼女の病状が悪化したのには、入院にまつわる特別な、しかしもっともな理由があった。彼女は沖縄県の離島で暮らしていたが、地元でのケアが限界となり半ばだまされる形でオリブ山病院に来て入院となったのである。

理不尽な入院に対する納得のいかなさ、怒り、治療に対する抵抗。こういうものが重なっての「悪化」だった。できることは病院と医療の信頼を取り戻すことであった。星野弘先生の論文に励まされながら、時間と人間を処方した。私たちの思いが少し届いた時から、回復過程が始まり、保護室を出ることができた。その後、一旦私はオリブ山病院を離れた。彼女は、後を引き継いでくれた主治医、病棟スタッフと共に郷里の島に帰り、実家に外泊した。それを機にさらに落ち着いたという。

その後さらに五年以上たってから、郷里の島に戻るのではなく、こちら（オリブ山病院およびその周辺）で暮らしたいとスタッフに話したと聞いた。長い時間の自問自答の末に彼女なりの答えと折り合いを見つけてのことだと思われる。家族や郷里に対する思い、日々の病院での生活、自分と家族の立場……そういうものを見わたしながら、彼女なりの折り合いをつけてきたのであろう。

最近は、開放病棟で過ごしながら買い物や外食などの生活を楽しみ、美容院で髪を染め、おしゃれにも関心が高いという。相変わらず無口で恥ずかしがり屋であるが、人に対する気づかいは深い。近々グループホームに退院の準備を始めるという。ゆっくりと、しかし確実に、いまも彼女は回復し続けている。

今日の昼食は、彼女とスタッフと私と四名でいただいた。彼女は照れていた。私は、何度も泣き出しそうになった。精神科の仕事は悩み葛藤の連続で時には眠れない日もあるが、他では決して経験できることがないであろうこのようなよろこびがある。神さまからのごほうびとしてみんなで分かち合いたい。

〔文献〕

（1）中井久夫「分裂病の慢性化問題と慢性分裂病状態からの離脱可能性」中井久夫著作集一巻、岩崎学術出版社、一九八四年
（2）工藤潤一郎「現在の精神医療と『慢性期』の統合失調症患者」『統合失調症のひろば』創刊号、日本評論社、二〇一三年
（3）横田泉「統合失調症の治療課題——『治療抵抗性』と言わないために」（本書所収）
（4）星野弘『新編・分裂病を耕す』日本評論社、二〇一七年
（5）星野弘『精神病を耕す』星和書店、二〇〇二年
（6）横田泉「慢性統合失調症からの回復」『統合失調症の回復とはどういうことか』日本評論社、二〇一二年

精神科診療におけるコミュニケーションづくり

（2014年）

はじめに

言うまでもなく、すべての臨床において円滑なコミュニケーションづくりは重要であるが、とりわけ精神科の臨床ではコミュニケーションの重要度が高い。精神科では、診断も治療も面接を通しておこなわれ、コミュニケーションにかかる比重が他科よりも高い。面接の質のよしあしによって、治療の成り行きがちがってくるといっても過言ではない。適切な診断ができるためには、必要な情報を話してもらわなければならないし、順調な治療のためには忌憚なく話し合える関係づくりが不可欠である。精神科を受診する人は様々で、最初から安心して話したいことを話せる人の方がむしろ少ない。話しやすい環境、スムーズなコミュニケーションのためには、いろいろな配慮が必要となる。

初診時におけるコミュニケーション

精神科臨床では、最初の出会い・初回面接はとても大切である。私が精神科の仕事を始めた頃に比べると、最近はずいぶん精神科の敷居は低くなった。それでも、ほとんどの初診患者さんは、何を言われるだろう、どんな対応をされるのだろうと緊張して精神科を訪れる。受診しようかやめようかと悩んだ末に、ようやく決心して訪れる人も少なくない。受診はしたものの、診察室に入ってもなおこれでよかったのかとためらい、医師に相談した方がいいのかと迷い続けている人、あるいはまた心配した周囲の人に促される形で本人は気乗りしないまま受診している人もいる。精神科の初回診察はこういうところからスタートすることが多い。したがって、受診した人が緊張をほぐし、安心して話せる雰囲気を作ることを第一に心掛けなければならない。

私の場合は、自己紹介をしたのち、「今日はどういうことでおいでになりましたか」などと話を促す。本人が話しにくそうにしている場合や沈黙が続く場合は、「わかりやすく話そうとしなくても、私がお尋ねしながらお話をつなぐこともできますから、思いつくところからお話しして下さって大丈夫です」「精神的に疲れておられるようにお見受けしますが、最近何かつらいことがあっておいでになったのでしょうか」などと私が受ける印象を問い返す形で話を促す。このような問いかけによって、ようやく口を開いてくれる人も多い。しかし時には、このように促してみても沈黙が続くこともある。そういう場合には、「差し支えなければ、一緒に来られている方から先にお話をうかがってもよろしいですか」と声をかけた上で、同伴者から話を聞く。このようにして、初回面接はスタートする。

診断におけるコミュニケーション

面接の導入がスムーズにいき、話が聴ける状況になると、面接は診断へと焦点が移っていく。精神科における診断の最も有力な材料は、今も問診である。ご本人や同伴者の話から病状や心の状態を推定し、問診を進めながら診断を絞り込んでいく。適切な診断にたどり着くためには、診断学的知識のもとに患者さんや周囲の人から適切な情報を引きだしていくことが必要となるが、これが予想以上に難しい。

精神科では、DSM（Diagnostic and Statistical Manual of Mental Disorders：精神障害の診断と統計の手引き）のような診断基準、ガイドライン、診断のためのチェックリストなどが多々ある。これらを参考にして診断している医師もいると思うが、チェックリストを順にもれなく確認していくような診断面接が、必ずしもよい面接とは言えない。むしろ、対話を進めているうちに患者さんの病態や不安のありよう、苦悩のありようが浮かびあがり、それに精神医学の知識を加味して適切な診断に至り、それが関係者で共有できるような面接が理想的である。兼本は、てんかん診断における問診について「てんかん診療における問診は一つの事実にたどりつくための探偵の聞き込みに似ている。さまざまな悩みや苦しみから患者さん本人や家人の証言は、実際の観察と思い込みが交錯する迷路のような様相を呈することも多い。てんかん学の知識を背景にこの迷路が解きほぐされ、一つの臨床像が次第に姿を表す過程こそがてんかん臨床の醍醐味である。」と述べ、助手として陪席していたてんかん学の大家であるヤンツの問診を「深い霧が晴れて急に広い眺望が開ける時のように一つの臨床像が目の前に現れてくる。」と評している。[1] すぐれた精神科医の問診もこれに似ている。対話を進めているうちに、診断と治療方針が見渡せるようになり、これが本人や家族と共有され、患者さんの治療者に対する信頼が深まり、気持ちが楽になり、気がつけば半分くらいはよくなっている。理想的な精神科面接とは、このように対話と診断と治療とが一体となっているものであろう。

診断は治療の一環でもある

初診時六〇代の女性。まじめな性格で、公務員として長年勤務し周囲からの人望も厚かった。退職後も趣味のスポーツなどをして充実した生活を送っていた。X年九月に、急性心筋梗塞となり総合病院の循環器内科に救急入院した。幸い経過良好で二週間で退院した。ところが、退院後も呼吸苦、動悸があり内科を受診するが、内科的には問題ないとその都度言われてきた。

X＋一年二月、胸がドキドキして息苦しく、体の下から寒気が襲ってくる症状あり、これが短期間に三回繰り返された。最初の二回は、不安ながらも自宅で様子を見たが、三回目には怖くなって救急受診したところＩＣＵに入院となった。入院後、ＩＣＵの機械音や人の動きでより不安となり、全く眠れなかった。胸のドキドキや息苦しさも取れず、苦しい一夜を過ごした。翌日一般病室に移ったが、不安が続いた。内科から抗不安薬を処方されたが、飲むとよけい体がおかしくなると一回の服薬で中断。このような状態で総合病院から依頼があり、当院を初診となった。

初診時には、入院前の状態やＩＣＵでの不安を話し、「今は、動悸・息苦しさ・寒気などの症状はありませんが、また起こるのではないか、もうこのまま治らないのではないかと不安です。体全体がしびれたような感じです。食欲がありません。」と涙を流しながら訴えた。自律神経亢進症状と心気不安・入院環境への不適応反応を伴うパニック障害と考えられた。診断と病態を説明し、自律神経症状は苦しい症状であるが命にかかわることは決してないこと、進行することはないが不安が症状を悪化させ悪循環を作ること、ＩＣＵの特殊な環境が不安を増幅することが多いことなども説明した。話を進めていくうちにご本人の表情はしだいに和らぎ、こちらの説明にも頷き、理解の深まりが感じられた。少量の抗不安薬が自律神経亢進を抑えることや、効きすぎると眠気やだるさが出る場合があるが怖い副作用ではないことなどを説明し、内科で処方された四分の一程度の量の抗不安薬を処方した。紹介元の内科に診断等を伝えたところ、同日総合病院を退院となった。以後外来でフォローアップしているが、発作の再発はなく順調な経過である。

このケースのように、訴えを十分聞いた後、診断と病態をわかりやすく説明することで、不安が速やかに軽減することがある。精神科を訪れる人の中には、不治の病ではないか、命にかかわる病ではないか、特殊な病気ではないかと必要以上に恐れている人も多い。このような場合、適切な診断と病気の説明が患者の不安を軽減させるという治療の一環にもなるのである。

症状が語るもの

精神疾患では、知的障害・発達障害・脳器質障害・認知症などのように、障害のためにことばによるコミュニケーションが困難となっている人がいる。重度のうつ病のように、普段はことばでのコミュニケーションが可能な人でも、病状のためにことばでのやりとりが困難となることがある。また、激しい心労・不安・恐怖などのため、困惑、呆然自失、興奮、虚脱などの状態で受診してくる人も少なくない。こういう場合は、ことば以外のコミュニケーションが大切となる。通常、コミュニケーションというと「聴く」「語る」といったことばのやり取りが念頭に浮かぶが、精神科ではことば以外のコミュニケーションもことばと同じくらい大切な要素となる。表情・態度・動き・しぐさ・ふるまいなど、言外のメッセージを読みとり、それをもとにコミュニケーションを築いていく。

ことば以外のメッセージの中でもとりわけ貴重なものが、他ならぬ「症状」や「問題行動」である。精神科の症状は、外科手術で切り取って治すような悪いものばかりではない。時には、症状や問題行動の中に、患者さんの切実な思いや本人なりの自己治癒努力、対処行動が読み取れることがある。症状が物語るものを汲み取り、ニーズに応答していくことが、治療の進展や回復によい影響を与えることがある。精神科の専門性は、ここに集約されていると言ってもよいくらいである。いくつか実例を挙げながら説明してみたい。

拒食が続いて入院となった認知症男性

初診時七〇代後半の男性。会社の経営者として成功し、引退後も社交的な生活を送っていた。ここ数年で物忘れが進行してきていたが、生活に大きな支障はなく、訪問診療と訪問看護を受けながら大過なく過ごしていた。ところが、あるときから食事をとらなくなった。家族は、手を変え品を変え食事を勧めたが、いっこうに応じてくれず、逆に大声を出して遠ざけられる日が続いた。思い余った家族に、半ば強引に連れられて当院を初診し入院となった。入院後もしばらく、拒食と興奮が続いた。当初はやむをえず経管栄養も行ったが、ケアをしながらくり返し食事を勧めたところ、一週間ほどしてようやく食事を受け入れてくれるようになった。食事を食べなくなったいきさつがわかったのは、その後であった。本人や家族が語るところを総合すると、あるときに便失禁をしたことが拒食のきっかけだったことがわかってきた。こんな情けない思いをするくらいなら、いっそのこと何も食べずに死んでしまいたい、食べなければ便も出ないであろうとの思いからの拒食であったのだ。はじめて尿や便を漏らしてしまった時の衝撃というものは、それくらい大きいものであっても不思議ではない。この人以外にも、排泄の失敗をきっかけにして頻繁にトイレ通いをするようになった人、トイレから長時間出られなくなった人などにも出会った。どちらも、排泄の失敗をしたくないという切実な思いからの行動である。

小澤が指摘するように、老いるということは喪失に直面しそれを受け入れていく過程である。[2]肉親や同世代の友人との死別、身体の衰え、能力の低下、社会的・家庭的役割の喪失など、避けることのできない喪失と日々向き合い、いやが上でも受け入れていかなければならないのが老いるということである。物盗られ妄想や嫉妬妄想など認知症に特有な妄想は、この老いに伴う喪失を受容しきれない老人の心の葛藤を背景にして起こる。[2]さまざまな喪失のなかでも、排泄や入浴といった領域での機能低下は、誇り高く生きてきた人であればあるほど、より衝撃が大きいことも想像に難くない。

このケースでは、拒食という症状・問題行動は、「失禁してしまって情けない。悔しい。」という身を挺してのメッセージだったのである。このように精神科臨床では、症状や問題行動と見えるものの中に、ご本人の思いが託されていることが少なくない。こういう場合、症状を治す、問題行動を解決するという直線的・短絡的な思考では治療は進まない。

リストカットの心理

もう一つ例を挙げてみたい。最近増えている手首自傷・リストカットをする患者さんである。治療関係ができてくると、やがて自傷するときの心境を語ってくれるようになる。彼らは「手首を切って流れる血を見るとほっとする」「傷の痛みで生きているんだと思える」「切るともやもやしていた気分がすっきりする」「自分を否定する考えがいっぱいになってくると、切ってリセットする」などと語る。「死ぬためじゃなく、生きるために切っている」「自殺しないために切っている」という人もいる(3)。意外に思えるかもしれないが、自傷行為の多くは自殺を目的としたものではない。また、たいていの自傷行為は一人でいるときにこっそりと試みられており、しばらくの間は家族にも気づかれず繰り返されていることが多い。自分のつらさをわかってほしいというアピールが目的で自傷するとか、気を引こうとして切っているなどと周囲から受け止められることもあるが、実はそのような動機から自傷行為が始められることは少ない。

以上の事からわかるのは、自傷行為というのは、患者さんが「もやもや」と表現する不快な感情（孤独・怒り・不安・自己嫌悪などがまじりあった複雑な感情）を自分なりに解決しようとして行っている一種の自己治癒行為であるということである。外から見ると、自分の体を自分で傷つけるという危険で不可解な行動であるけれども、その中には苦しみを何とか解決しようとする患者さんなりの努力が隠されているのである[3]。

このように理解していくと、リストカットの患者さんを前にした時、「自傷行為をやめさせる」という直線的な治療目標がいかに的外れであるかがわかっていただけよう。実際、リストカットをしないように約束する、刃物を取り上げる、厳しく注意するなどの方法が事態をより深刻にしてしまうこともある。自己治癒の努力をしているという姿勢を評価しつつ、背景にある思いを聴き、孤独・怒り・不安・自己嫌悪といった複雑な感情を少しずつことばにしていくことを援助する。こういうプロセスを通して、やがて自傷は不要なものとなっていくのである。

症状や問題行動と見えるものの中にメッセージが託されており、それを受け止めることが治療や援助に結びついていくということが、この例からもわかっていただけると思う。

統合失調症の「症状」と「問題行動」

外から見た不可解さの中でも最も際立つのが統合失調症の症状であろう。しかし、今までの例と同様、統合失調症の症状・問題行動にも、患者さんのメッセージが託されている。統合失調症では、私たちが普段疑うこともない自明なこと・常識としていることに亀裂が入る。統合不安もなく食べることができている。私たちは、取り込むものは変わることなく安全であるという信頼、いわば世界に対する基本的な信頼を自明のこととして持っている。

統合失調症で侵襲されるのは、この自明性であり、基本的信頼である。自他の区別が不明瞭になってくると、他者の接近や接触に対する不安が生じる。統合失調症の患者さんが体を触れられることを極端に嫌がり、着替えや入浴を拒みがちとなるのは、この自他の境界の侵害という病理に由来している。[4] 世界の安全性への信頼が侵されると、緊張病に見られる拒食や「食べ物に毒が入れられている」という被毒妄想となる。このようにして見るならば、彼らの示す一見不可解な言動も私たちの経験の延長線上にあり、理解可能なものとなる。逆に、統合失調症をとおして、自明と信じている私たちの世界への信頼は、本来は根拠がない危ういものであることに、私たち自身が気づかされるのである。

ここでもまた、症状や問題行動が語るものを理解することの大切さを、わかっていただけよう。統合失調症の理解と援助の実際については、別稿で論じたことがあるので、参照していただけると幸いである。[4][5]

おわりに

以上述べてきたように、精神科におけるコミュニケーションは、ことばによるものにとどま

統合失調症の治療課題
——「治療抵抗性」と言わないために

（2013年）

本論は、一九九八年から二〇一三年にかけて刊行された雑誌『治療の聲』の休刊に寄せて書いたものである。

『治療の聲』「発刊によせて」には、「本誌では分裂病を対象として、病者一人ひとりのマインドや、それを視野においた治療にこだわってみたい」とある。精神科病院での臨床に携わりながら「治療の聲」ならぬ「治療の壁」に毎日のように頭をぶつけていた私は、本誌の登場に大いに勇気づけられた。それから、一五年。『治療の聲』が休刊となるという。はたしてこの休刊は「一人ひとりのマインドに沿った治療」が当たり前となってのことなのか、はたまた見向きもされなくなってのことなのか。

この一五年、統合失調症をとりまく状況はかなり変化した。経営者の代替わりや老朽化した病棟のリニューアルに伴い、かつての「鍵と鉄格子の収容所」のイメージは一変した。「癒しの空間」を売りにした、リゾートホテルのような病院までできている。医師と看護師しかいなかった病院スタッフの職種が増え、裾野が広がった。自分から進んで病院に相談に来る統合失調症の人が増えた。患者さん自身が公の場で自分の病を語り、マスコミにも登場するようになった。（他人事のように見ていたら、ことは身近にも及び、最近では私が担当する患者さんを主人公にしたテレビ番組が二本も作られた）。若い人の間では、統合失調症は「トーシツ」というのだそうだ。ことば自体は知っていたが、ある日患者さんから「先生、私、トーシツですか？」と尋ねられて、目が点になりそうになった。少し前に、「リストカット」を「リスカ」と略すことを患者さんから教えてもらい、カルチャーショックを受けたところなのに……。おじさんは、時代からどんどん取り残されて戸惑うのみである。

「精神分裂病」から「トーシツ」への変化は、裾野が広がり、敷居が低くなり、患者さん自らが主人公になっていくという復権が促され、日常のことばで統合失調症について語り合える文化ができてきた現れかもしれない。「統合失調症の軽症化」が言われて久しいが、「軽症化」したのは、治療技術が進歩したのではなく、社会や当事者の受け止め方が変化したからであろうと思う。そういう意味では望ましい変化と言えるかもしれない。だが、手放しでは喜べない。私の日々の臨床は、「軽症化」に伴い楽になることは全くない。依然として迷いと葛藤の連続である。どうすればよいのかという悩みが解消されることはない。「軽症化」というけれども、一人ひとりのマインドが抱える悩みや苦しみは決して「軽症化」していない。むしろ、時代の閉塞感とともに重くなっているのではないだろうか。

　自分を責める幻覚妄想に苦しめられ、時には激しい自傷や興奮に至ってしまう患者さんが今でも少なからずいる。こういう人たちは、「病」だけが単独で「重い」のではない。自分を責める幻聴の背景には、納得のいく生き方ができてこなかったという思い、もっと人に尽くしたいという思い、直ちに自分と世界を変えたいという思い、自分を犠牲にしてでも大切な人を守りたいという思いなど、一人ひとり異なる複雑な思いがある。折り合いのつかない自分と格闘しているその姿が、幻覚妄想となって表現されている。かかわりが深まるにつれて、そのような患者さんのマインドが見え、伝わってくることがある。この強い、人間的な思いにどのようにして応えていくのか。自分は人として、どのようにふるまえばよいのか……。統合失調症の臨床とは、このことについての自問自答、試行錯誤、手探りの作業の繰り返しである。統合失調症はきわめて「人間的なやまい」である。

　「治療抵抗性統合失調症」ということばに戸惑っている。「トーシツ」の方は、笑って戸惑いを受け止めているが、こちらはいただけない。世間知らずな私は、このことばが何を意味しているのかを、最近になって知った。インターネットで「治療抵抗性」を検索すると、「治療抵抗性統合失調症治療薬・クロザピン」という項目が見つかる。また、「薬剤が無効なものを治療抵抗性として、電気痙攣《けいれん》療法が考えられる」などという記述にも簡単に出会う。要するに、「薬が効かない統合失調症」が「治療抵抗性」であり、「治療抵抗性」には、リスクは高いがよ

定着しての本誌の休刊だと安堵するのは、どうやらまだ早いようだ。これからも、本誌の精神を引き継ぎ、小さく細々とではあっても、一人ひとりのマインドに沿った「治療の聲」を発していきたいと思う。

〔文献〕

（1）横田泉「治療者―患者間の信頼関係の修復過程」『統合失調症の回復とはどういうことか』日本評論社、二〇一二年

あとがき　――自由人との共振――

本書は、前作『統合失調症の回復とはどういうことか』発刊のあと、主に『統合失調症のひろば』に掲載してもらった文章を集めてできた本である。本書ができるまでの数か月は、とても楽しく充実した日々だった。還暦を過ぎてこんな感動と充実があろうとは。感動と充実は、本書に関わってくれた三人の「自由人」～写真家の鬼海弘雄さん・小説家の木村友祐さん・日本評論社の森美智代さん～との対話による「ゆらぎとひらめき」のおかげである。

とびらの写真は写真家・鬼海弘雄さんの作品である。書店で何気なく手に取ったちくま文庫『世間のひと』（筑摩書房、二〇一四年）に私は圧倒された。『世間のひと』は鬼海さんが、浅草寺境内で出会った「個性の尖ったひと」たちの肖像写真である。ここに登場する人は、私の外来に来る人、それも私のお得意様というかいつも何かしら厄介をもちこんでくる人たちと、同じにおいがする。私はこの人たちのことを尊敬をこめて「自由人」と呼んでいる。

自由人は、自由を心から愛している。だから頭ごなしの服従を嫌う。権力に敏感で、権威的な態度を取ろうものならすぐにくってかかり、徹底的に反抗する。誇り高く、孤立を恐れない。甘言や偽善や欺瞞をしっかりと見抜く。数々の厄介に巻き込まれ、巻き込む。波乱万丈の人生だ。金はない。しかし生活は豊かだ。渋い店の常連客だったり、独特の趣味を持っていたりする。猫や鳩と同じ高さで心を通じ合わせ、掛け値なしの愛情を注ぐ。私は職務上、自由人と顧客関係を長年にわたり結んでいるが、彼らとの友好的関係を保つにためには自分もそれにふさわしい医者でなければならない。吹けば飛ぶような「専門性」や「権威」には頼らない。ひどいことは言っても嘘はつかない。無理難題に愚痴は言ってもギブアップはしない。すぐに感情的になってしまうけれど、あとで反省してお詫びする。つまり人間力で勝負するしかないのである。私は自由人のおかげでずいぶん鍛えられた。試練ではあるが、ごほうびもあった。「自由のにおいを発散させている人」にアンテナがピンと反応するのである。

『世間のひと』は自由人のオンパレード、自由人図鑑だ。鬼海さんはインタビューで次のように語っている。「写真家が人を撮る目線は、特別視でも客観視でも蔑視でもない、上でも下でもない同一線上。なぜかというと、人を撮ることで、撮られているのは自分でもある。写真には、必ず他者と自分との関係が写るから」。同一線上の関係でしか撮らない覚悟を持っているからこそ、自由人は鬼海さんもまた信頼に足る自由人であることを嗅ぎ取り、自分が一番輝くポーズをとる。自由人と自由人の真剣勝負。そうしてできたのが『世間のひと』だ。その姿勢は、私が自由人との付き合いで鍛えられた何かと共通する。そんな鬼海さんが撮った風景写真を本書に使わせていただいた。こんなうれしいことはない。

木村友祐さんとのご縁は、彼が「刊行に寄せて」に書いてくださった。一度しかお会いしていないが、ご縁になった論文を通して彼も自由人であると直観した。その後小説も読ませていただき、私の直観は確信になった。木村作品に共通するテーマがある。自由を蹂躙する者への怒りと自由を求める不屈のたたかいである。たとえば、東北から東京に向かって攻め上る『イサの氾濫』（未來社、二〇一六年）では、東北震災の際に日本中を飛びまわった甘言・欺瞞・偽善にたいする怒りと反撃が見事に描かれている。「猫の香箱を死守する党」（『聖地Cs』新潮社、二〇一四年）の党是は「自由人の宣言」だ。木村さんは「刊行に寄せて」で、私の現場を「ゆずることのできない戦場」「最前線」と書いてくれた。それで、気がついた。そうか、私たちはひょっとして最前線にいるのかと。自由のための最前線は厳しいけれども「死守」する価値がある大切な場所だ。これからもこれでいい。そして木村さんは「自由と非暴力という最前線」の同志だ。こんな心強いことはない。

森美智代さんは、おそらく私と同じアンテナがビンビンはたらいている人だ。自由をもとめて悪戦苦闘している人を見ると放っておけなくなる。彼女が編集する『統合失調症のひろば』は、もはや統合失調症という枠組みをはるかに超越し、「自由人のための自由人による自由の雑誌」になった。どのページを開いても自由のかおりがたちこめる。「ひろば」の編集会議にいくと、全国から自由人たちが集まり勝手きままなことを話す。話だけではない。絵画・コラージュ・演劇・音楽とおよそ「会議」には似合わないアートがくりひろげられる。何も決まらない編集会議はとてもここちよい。彼女を通して、本当にたくさんの自由人と巡り合い知恵と勇気をもらっている。そもそもこんな素敵な本ができたのも彼女の奮闘のおかげだ。こんなありがたいことはない。

このように、本書はわたしを含めた四名のコラボレーションでできた「自由の書」である。私が日々付き合い、情け容赦なく無理難題を持ち込み、私を鍛え、明るく爽やかに生きている自由人たちに本書を捧げたい。

二〇一九年六月

横田　泉

●初出一覧

第1部　統合失調症と暮らし

◆「統合失調症の人はなぜ入浴が苦手なのか」『統合失調症のひろば』1号、2013年
◆「人はなぜ入浴するようになったのか」『統合失調症のひろば』2号、2013年
◆「タバコと統合失調症」『統合失調症のひろば』7号、2016年
◆「精神科病院における禁煙推進に慎重な配慮を求める」『月刊保団連』2018年3月号
◆「書評　隣人愛をめぐる問いと答え」未発表

第2部　精神科病院をめぐる諸問題

◆「相模原事件について精神科医療の現場から考える」『統合失調症のひろば』9号、2017年
◆「相模原事件の社会的背景」未発表
◆「精神科医療と暴力」『急性期治療を再考する』2018年
◆「書評　高木俊介の仕事と思想」『精神医療』2012年、67号

第3部　精神疾患の理解と治療のために

◆「自分でも用意していなかった問い」『中井久夫の臨床作法』2015年
◆「統合失調症のそだち」『そだちの科学』26号、2016年
◆「私の薬物療法」『統合失調症のひろば』3号、2014年
◆「慢性統合失調症からの回復」『統合失調症のひろば』6号、2014年
◆「精神科診療におけるコミュニケーションづくり」『月刊保団連』2014年5月号
◆「『治療抵抗性』と言わないために」『治療の聲』第14巻、第1号、2013年